脊椎伸展還你清晰腦袋

整復師 Breathing Stretching 本院 院長
古久澤靖夫
Yasuo Kokuzawa

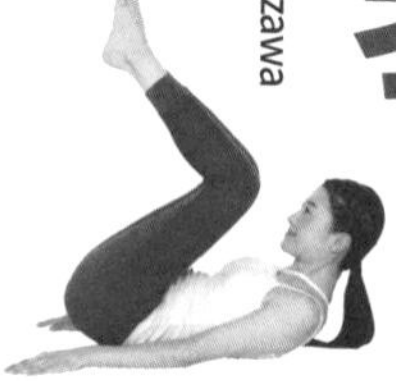

三悅文化

前言

健忘、回想不起來，這也都是因為脊椎歪曲！

「最近很健忘，讓人好在意」「有些事情都想不太起來」「我發現腦筋變遲鈍了」……。如同發現身體的衰退一樣，人在四十歲過後，對於腦袋的老化都開始有了實際的感受。

其實，**不論是身體衰退或是腦袋老化，根本的問題都是同一個。原因就在於脊椎。**

一旦脊椎歪曲，就會打亂自律神經的平衡，並使身體與頭腦時常處於緊張的狀態而疲憊不已。除此之外，緊繃的肌肉會使血液循環變差，所以會讓頭腦處於血流不足，也就是營養不足的狀態之中。

脊椎不僅會歪曲，還會因為年紀增長、重力影響而向下擠壓。脊椎一旦向下擠壓，將會壓迫到脊椎間的神經，干擾神經的傳導，都會使頭腦的運作或身體的動作變得遲鈍。

而且，脊椎歪曲之後會造成駝背，如此一來就會讓呼吸變淺。**一直持續著淺呼吸的話，便無法吸入充足的氧氣，會讓腦部形成慢性缺氧的狀態。**

也就是說，**活化腦部的關鍵就是脊椎。**

脊椎伸展開了，氧氣與血液就能輸送至腦部！

本書中介紹的「脊椎整復伸展操」是本人以整復、瑜珈與氣功為基礎所整編出的新伸展操，**藉由整復歪曲的脊椎，有效活化與脊椎有著直接關聯的腦部，成效立即看得見。**

做了伸展操之後，就能夠讓頭腦與肌肉得到放鬆。同時，也會改善全身的血液循環，因此還可提升腦部中的血流狀態，也能消除身體的疼痛與僵硬。而向下擠壓的脊椎也會被拉回到正常的位置上，所以神經的傳導會變得更順暢，也會改善狀況不佳的內臟器官。

整復脊椎，改善駝背的情況之後，便能夠進行深呼吸。這麼一來就能夠將足夠的氧氣輸送至腦部，即可立竿見影，使腦部恢復活力。而且自律神經的平衡也會得到協調，因此可使精神穩定緩和下來，消除焦慮等等。

四十多歲是改變生活方式的轉捩點

對於尚有體力的二、三十歲的人來說，不論是工作方面還是家庭方面，「再撐一下」

或「努力打拼」都還是很有用的。

只是，這些無論如何都還是一直朝著往後的人生奮力奔跑的人們，邁入了四十多歲這個年紀時，長久以來使用過度而疲憊的身軀、心靈、大腦，都開始出現了毛病。即使如此，若還是打算跟四十歲以前一樣，繼續「再撐一下」、「努力打拼」的話，這樣子做就會讓身體與心靈叫苦不已，還會導致疾病上身。

四十歲過後的生活方式，關鍵不是「拼命」，而是「放鬆」。

當心靈甚至是身體都沒有施加多餘的力氣時，才是頭腦以及身體可以發揮出最佳表現的時候。

提升表現力的關鍵就是「放鬆」

當覺得「啊~失敗了！」「工作上不太順利」，這時身體與頭腦大概都使上了額外的力氣。另外，緊張也會造成心理方面疾病的產生，生病、不幸、失敗等等發生在人生中的所有負面事情，其共通點都是緊張所致。

相反地，**放鬆則是通往健康且幸福人生的護照**。脊椎整復伸展操便成了入手這本護照的契機。

另外，伸展操也一樣非常適合用來當成是自我健康檢查。坦誠地傾聽自己身體的聲音，如此便能了解自己身體或是心靈當下的狀況。藉由伸展身體來整復脊椎，同時還可治癒甚至是治療不適與疲勞的身軀。

「再撐一下」「努力拼命」的生存方式將在四十歲前告終。年過四旬之後，就要以伸展操來正視自己的身體與心靈，開始自我療癒並同時提升腦力的生存方式吧。

脊椎整復伸展操既不費力又不難做，伸展操裡的動作無論哪個年紀的人都能辦得到。根本沒有「現在做也來不及了」這種事。不管活到幾歲，都還是有可能活化頭腦與身體。

來吧！就從今天開始，保持愉悅，放鬆心情來做伸展操吧！

目錄

PART2
脊椎決定了腦袋的好壞

PART4 整復脊椎與腦袋的日常生活

PART5 使脊椎變輕盈的平常心的祕訣

參考文獻
《讀讀super body（暫譯）》伊藤昇（MAGAZINE HOUSE出版）
《心情爽快！身體革命（暫譯）》伊藤昇、飛龍會（BAB JAPAN出版）
《天才 伊藤昇與伊藤式胴體訓練「胴體力」入門（暫譯）》「月刊秘傳」編輯部（BAB JAPAN出版）

PART

1

每天十分鐘
活化腦部、整復
脊椎的基本流程

改善脊椎的歪曲或傾斜，放鬆緊張的肌肉之後，就能夠將血液與氧氣送往腦部，活化腦部。仔細做完這一整套伸展操只要短短的十分鐘左右而已，培養起每天做十分鐘伸展操的習慣吧！因為同時也會矯正歪曲的骨骼，所以身體的姿勢會變得更優美，還能消除身體的僵硬與痠痛。由於這套伸展操可使身體進入深度的放鬆狀態中，因此是一套能使身心都煥然一新的萬能伸展操。

脊椎整復伸展操的重點

脊椎整復伸展操的最大目的，是為了放鬆全身上下，矯正歪曲的身軀，使頭腦與身體得以完整發揮原本所擁有的力量。由於這套伸展操並非是用來鍛鍊體格或使身軀變柔軟，所以盡可能帶著愉悅且從容的心情來做伸展操吧。

1 不要逞強

對於肌肉緊繃僵硬、脊椎歪曲的人來說，或許沒有辦法照著書本上的動作來伸展。但是，絕對禁止逞強做這些伸展動作！本書所介紹的伸展操，其目的並不是為了要讓身軀變得柔軟，要是做到覺得難受或疼痛的話，反而會讓身體變得緊繃，也有可能會造成身體疼痛。在能力所及的範圍內持續做伸展操才是最重要的。

2 放鬆別用力

由於脊椎整復伸展操並不是在訓練肌肉，所以不需要用力來做。消除頭腦與身體的緊張，矯正歪曲的脊椎才是伸展操的目的。在奇怪的地方用力或者是用力過度，都有可能會導致肌肉或關節疼痛。四十歲過後在做伸展操時要量力而為，只要用覺得舒服且開心的「適當程度」來做就好！

3 讓身體微微振動

身體只要一緊張就會變得硬梆梆的。反之，搖搖擺擺地晃動身體，緊張就不會找上門來。進行脊椎整復伸展操時，同樣不要固定在同一個姿勢，放鬆地輕輕微微搖晃身軀才是關鍵。遇到「這裡要晃動」時，會加上一個微微振動的標記，請照著上頭的指示進行。這些動作也一樣不需要用力或是大力擺動，就用舒服又極輕的力道來「微微振動」吧。

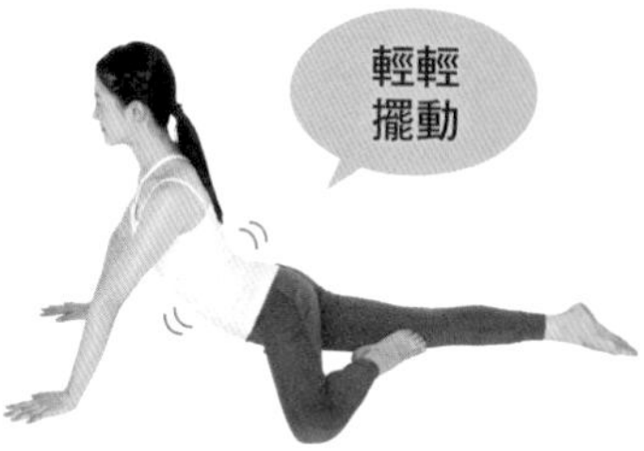

4 空腹時進行

請務必在空腹狀態下來做伸展操。若是在胃部尚有食物的情況下做伸展操的話，負責吸收消化食物的消化器官就會與用來伸展操的肌肉相互爭奪氧氣與血液，這對於消化器官或是肌肉而言都不是一件好事。至少要等到進食後二～三個小時過後再來做。

5 帶著微笑

當使用了多餘的力氣在身上時，臉上就會變成眉頭緊蹙的嚴肅表情。但既然身體和心靈都已經是放鬆的狀態，所以臉上也別再用力，要換上柔和的微笑。反之亦然，臉上帶著微笑的話，身體自然而然就會放鬆，也就不會施加多餘的力量在身上。在做這套伸展操時，別忘了要隨時保持笑容，一邊開開心心動身體吧！

脊椎整復伸展操

STEP1

以四肢著地之姿重整脊椎

人類以雙腳站立來行走，這使得直立起的背部、脊椎總是處於緊張的狀態中。相反地，當以四肢來支撐身體時，便能解除施加於背部的力量，釋放脊椎的負擔。也就是說，只要採取四肢著地的姿勢，就能夠達到消除緊張、放鬆脊椎的效果。首先，我們要從這個比較容易讓脊椎放鬆的姿勢，來開始做脊椎伸展操！

〔採取的姿勢〕

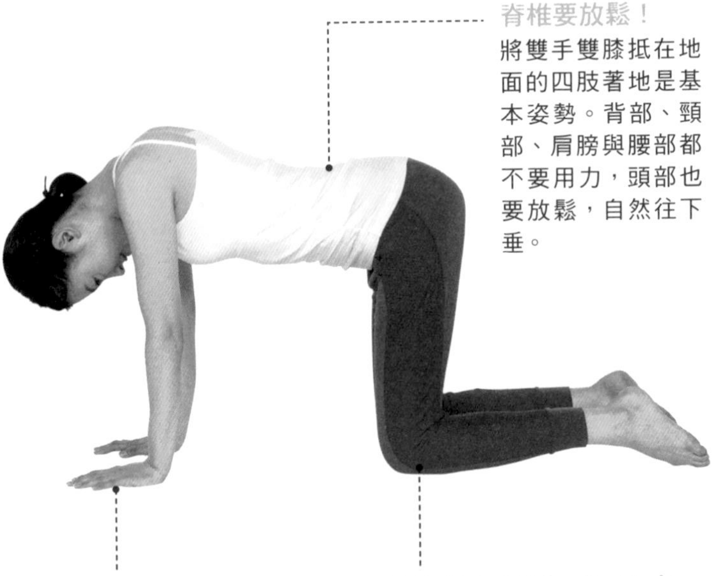

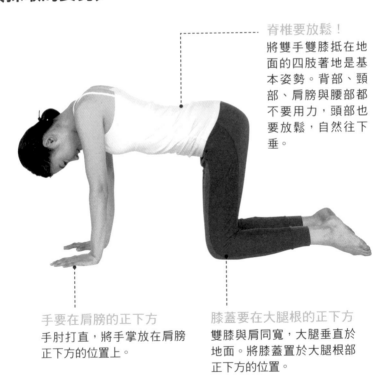

脊椎要放鬆！
將雙手雙膝抵在地面的四肢著地是基本姿勢。背部、頸部、肩膀與腰部都不要用力，頭部也要放鬆，自然往下垂。

手要在肩膀的正下方
手肘打直，將手掌放在肩膀正下方的位置上。

膝蓋要在大腿根的正下方
雙膝與肩同寬，大腿垂直於地面。將膝蓋置於大腿根部正下方的位置。

❶ 前後挪動脊椎

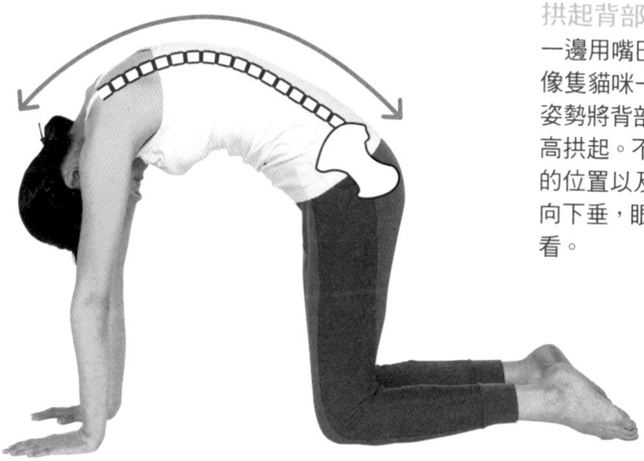

❶
拱起背部
一邊用嘴巴吐氣，然後像隻貓咪一樣，由基本姿勢將背部往正上方高高拱起。不要移動手腳的位置以及肩膀，頭部向下垂，眼睛盯著肚臍看。

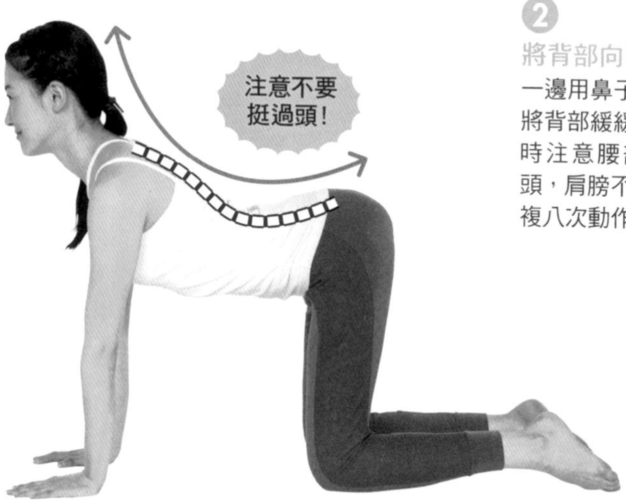

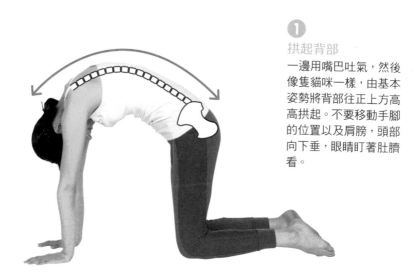

❷
將背部向後挺
一邊用鼻子吸氣，一邊將背部緩緩向後挺。這時注意腰部不要挺過頭，肩膀不要移動。重複八次動作❶～❷。

❷ 左右挪動脊椎

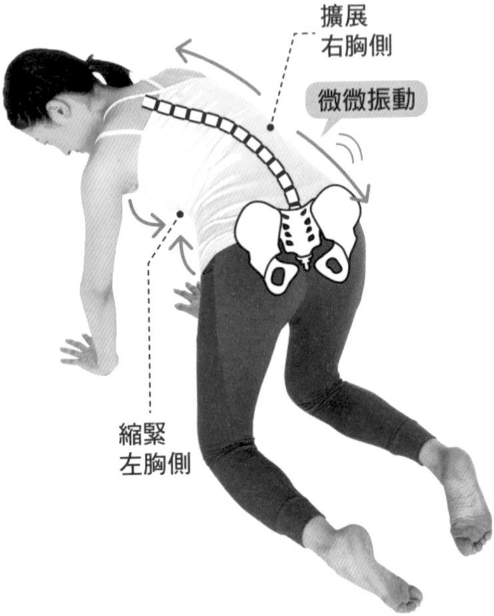

❶
將身體向右彎曲，擴展胸側

保持四肢著地的姿勢，將背部緩緩地向右彎曲。有意識地擴展右胸側，縮緊左胸側。這時，不要移動手腳與臀部，就維持這個姿勢微微振動。

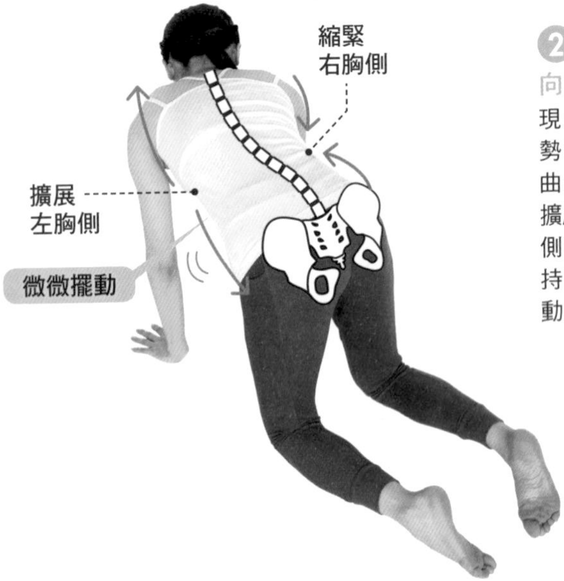

❷
向左彎曲

現在要從動作❶的姿勢將背部緩緩向左彎曲。這次則要有意識地擴展左胸側，縮緊右胸側，然後微微振動。保持自然呼吸，重複八次動作❶～❷。

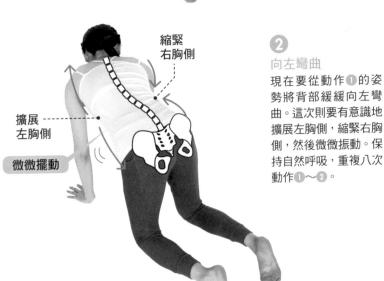

❸ 繞轉脊椎

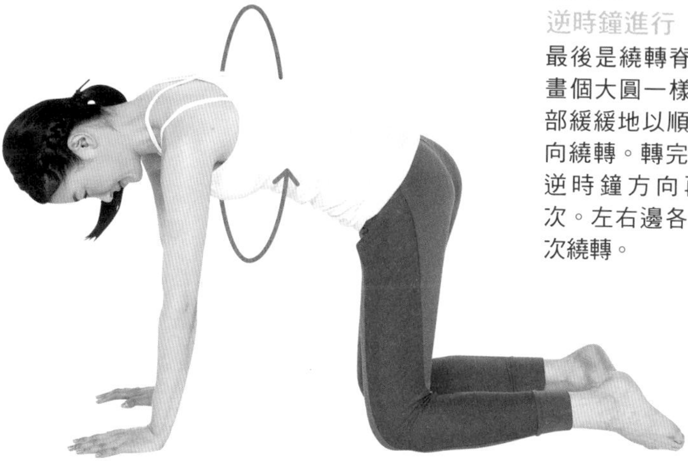

順時鐘、
逆時鐘進行

最後是繞轉脊椎。像畫個大圓一樣，將胸部緩緩地以順時鐘方向繞轉。轉完之後以逆時鐘方向再繞一次。左右邊各進行八次繞轉。

脊椎整復伸展操
STEP2

開合肩胛骨

肩胛骨關係到腦部的血流狀況，這個伸展操即是用來緩解僵硬的肩胛骨，讓肩胛骨變得靈活。人際關係讓大腦變得疲憊，而這些人際關係的壓力都累積在肩胛骨之間，若能消除肩胛骨上的緊張感，也就能夠消除壓力，讓自己的心緒與思緒得到整理，變得清新暢快！這個伸展操對於豐胸也很有效果。

❶ 打開肩胛骨

❶
在胸前互勾小拇指
雙腳站立與腰部同寬，在胸前互勾小拇指。

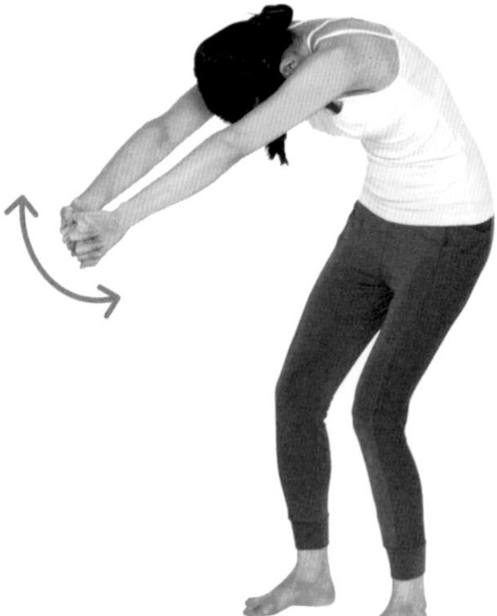

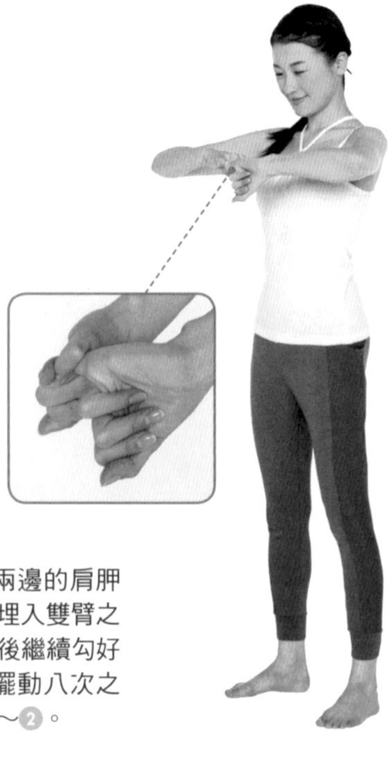

❷
手臂向前伸直，雙手左右擺動
一邊吐氣，一邊拱起背部，打開左右兩邊的肩胛骨。雙手稍微朝下，往前方伸直；將頭埋入雙臂之間，讓下巴可以抵到胸前。手臂伸直之後繼續勾好小拇指，雙手大幅度左右擺動。來回擺動八次之後，小拇指換邊互勾，同樣進行動作❶～❷。

❷ 閉合肩胛骨

❶
大拇指在身體後面互勾
雙腳站立與腰部同寬，大拇指在身體後面互勾。

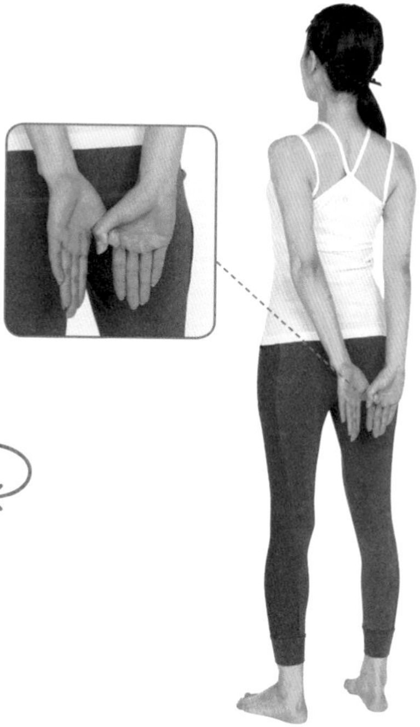

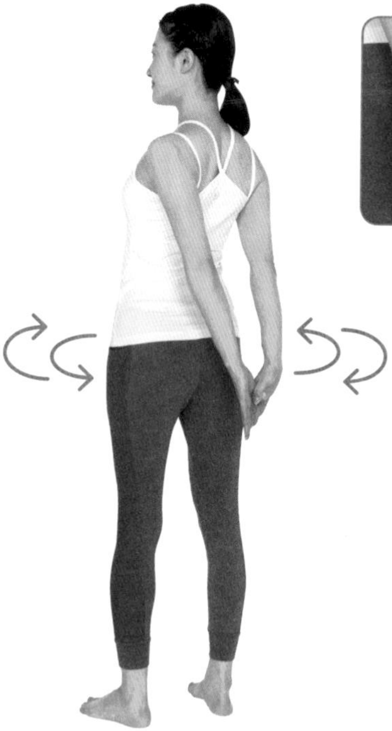

❷
挺胸，左右搖擺
一邊吐氣一邊挺胸，將互相勾住的雙手向後伸直。雙手伸直後一邊輕輕左右轉動身體，一邊左右搖擺雙手。肩胛骨斜斜向下，感覺像是要將胸部往前推出一樣，臉部自然朝著斜上方看。來回做八次之後，大拇指換邊互勾，再做一次動作❶～❷。

脊椎整復伸展操

STEP3

繞轉肩胛骨

這個伸展操是要好好地轉動平常不太會動到的肩胛骨，讓脊椎往腦部的方向靠攏。由於肩胛骨周邊聚集了容易燃燒脂肪的細胞，因此只要放鬆了肩胛骨周圍的肌肉，對於減肥瘦身也有成效！而且還能有效擊退肩膀與背部的贅肉，緩解肩頸痠痛。

〔採取的姿勢〕

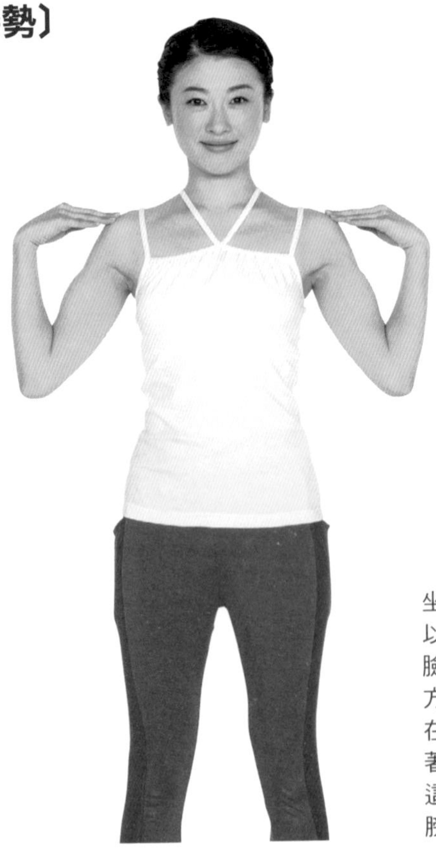

坐著或站著都可以，背部要挺直，臉部要朝著正前方。將雙手指尖抵在雙肩上，手肘朝著身體的正外方。這時要注意別把肩膀向上聳起。

❶ 向前繞

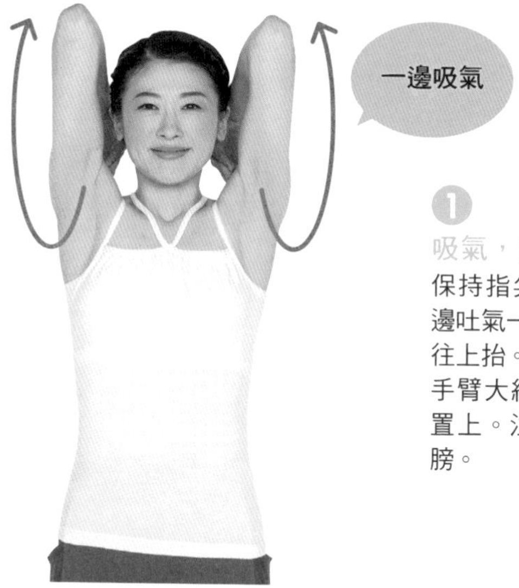

①

吸氣，由後往上繞

保持指尖抵在肩上的姿勢，一邊吐氣一邊由後向上繞，將手肘往上抬。當到達最高的位置時，手臂大約是在快碰到耳朵的位置上。注意，指尖不要離開肩膀。

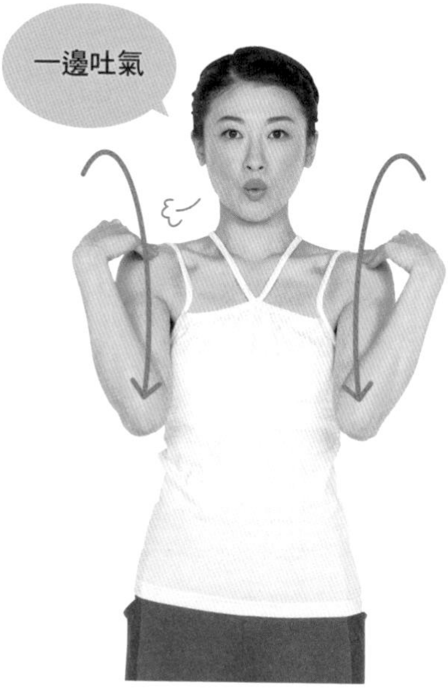

②

吐氣，由前向下繞

接續動作①的狀態，現在則要一邊吐氣一邊由上向前繞，將手肘放下來。一邊重複八次動作①～②，一邊將手肘向前繞轉。有意識地一邊轉動肩胛骨，是進行這個動作的訣竅。

❷ 向後轉動

現在則要向後轉動，與動作①～②是一樣的要領。一邊吸氣一邊由前向上轉，將手肘往上抬；一邊吐氣一邊由上向後轉，將手肘放下來。

脊椎整復伸展操

STEP4

蹲馬步

這個伸展操是要讓脊椎甦醒，恢復脊椎的挺直俐落，讓頭腦的運作變得清晰敏捷。對於到了更年期就開始衰退的內收肌，也可達到鍛鍊的效果。鍛鍊腿部的大肌肉也能夠提升基礎代謝，亦可有效使不易瘦身的下半身變得舒暢清爽。藉由「喀啦」壓肩的動作，同樣也能夠放鬆肩胛骨的周圍。

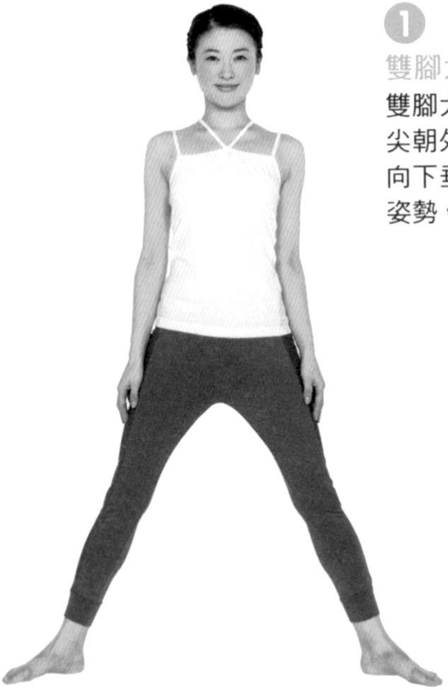

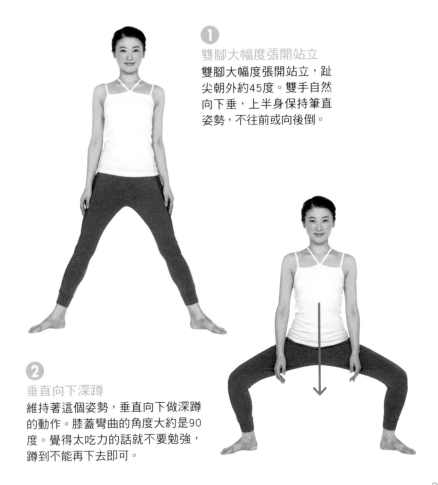

1

雙腳大幅度張開站立

雙腳大幅度張開站立，趾尖朝外約45度。雙手自然向下垂，上半身保持筆直姿勢，不往前或向後倒。

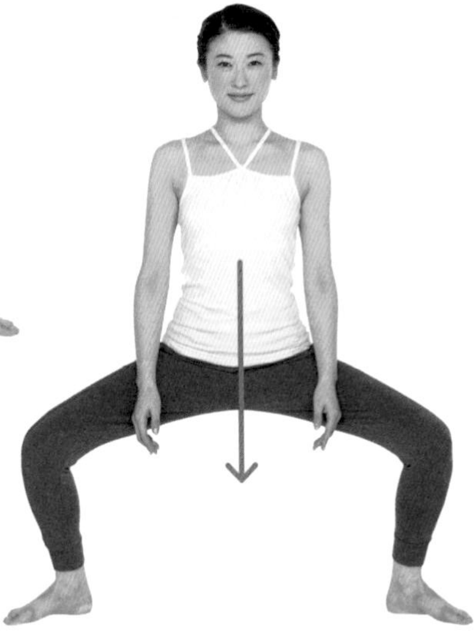

2

垂直向下深蹲

維持著這個姿勢，垂直向下做深蹲的動作。膝蓋彎曲的角度大約是90度。覺得太吃力的話就不要勉強，蹲到不能再下去即可。

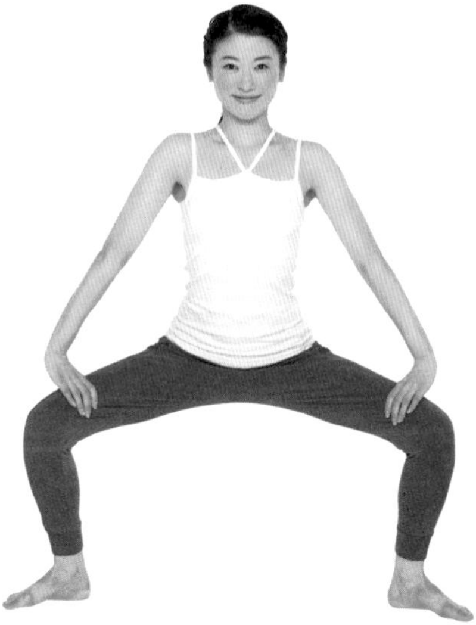

3

手擺在膝蓋上方一點的位置

雙手的手掌向外，擺在膝蓋上方附近的位置。

4

將肩膀往內側壓，扭轉上半身

用放在膝蓋上的手掌將大腿向外推出，把肩膀往內側壓。保持這個姿勢，像是要將大腿向外推出一樣地微微振動。另一邊的肩膀也進行同樣的動作，左右各進行八次。

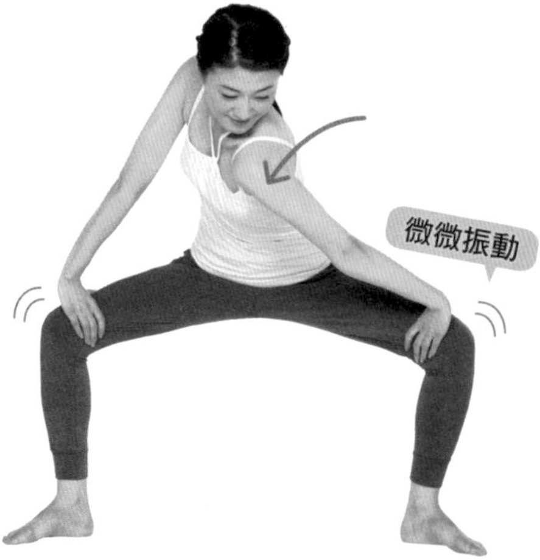

脊椎整復伸展操
STEP5

拉提肋骨

這個伸展操是要將擠在一起的脊椎與肋骨確實地拉開。不僅是脊椎會被伸展開來，就連低於原本位置的內臟也一樣會被向上拉提。因為做這個伸展操還會讓胸側下方的淋巴循環變好，所以可以使老舊廢物的排泄變得更加順暢。手掌朝上能提升造血功能，手掌向下的話則能使內臟的活動變得活躍，使心緒安定下來。

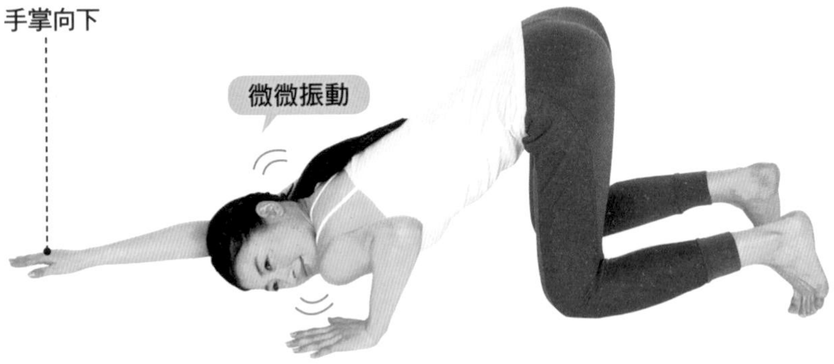

❶
從四肢著地的姿勢變成一手向前伸，拉伸單側的身軀

先做四肢著地的動作，雙膝打開與腰同寬，腳踝抬高不著地。一邊吐氣一邊將右手手掌向前滑動，右手往前伸長讓右側身體碰到地板。臉朝向左邊，左手的手肘打彎，手掌一樣撐在地上。微微振動身軀來伸展胸側，做三十秒。

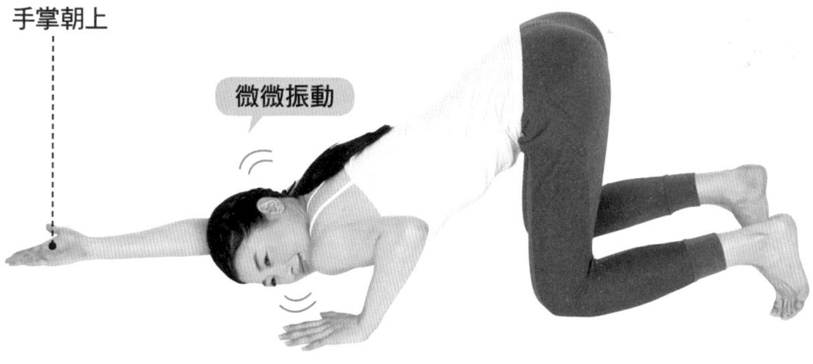

❷
維持與動作❶一樣的姿勢，將手掌朝上
這次則要讓向前伸長的手掌朝上，進行與動作❶一樣的伸展操。左側也用同樣的動作來進行。

脊椎整復伸展操

STEP6

伸展髂腰肌

髂腰肌是連接脊椎與腿骨（大腿骨）的肌肉。支撐上半身的髂腰肌一旦衰退，脊椎就會歪掉，形成駝背。而只要矯正了駝背，頸部就能伸展，也就能開啟活化腦部的開關！髂腰肌是維持優美姿勢或走路方式的肌肉中最重要的部分，只要將髂腰肌進行整復，對於姿態的維持也能派上用場。

❶

手掌貼著地面，身體俯臥在地

採俯臥的姿勢，雙手分別擺在肩膀兩側。

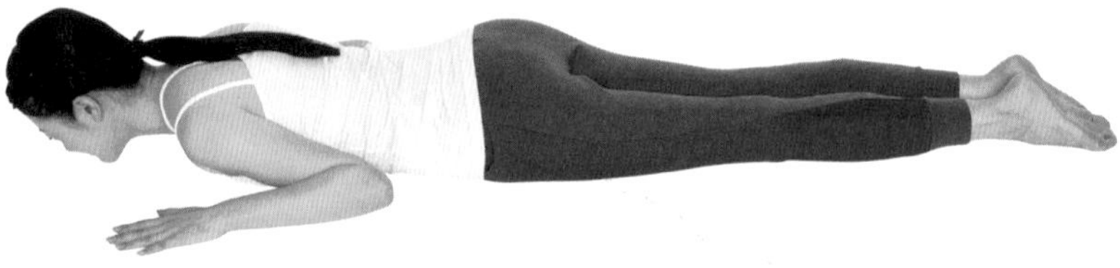

❷

保持俯臥姿勢，將一側的膝蓋向旁邊滑動

保持動作❶的姿勢彎曲左腳，並把左腳的腳底貼在右腳膝蓋附近。

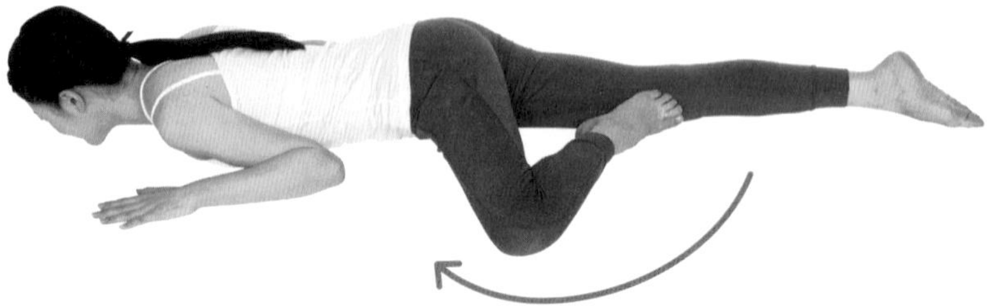

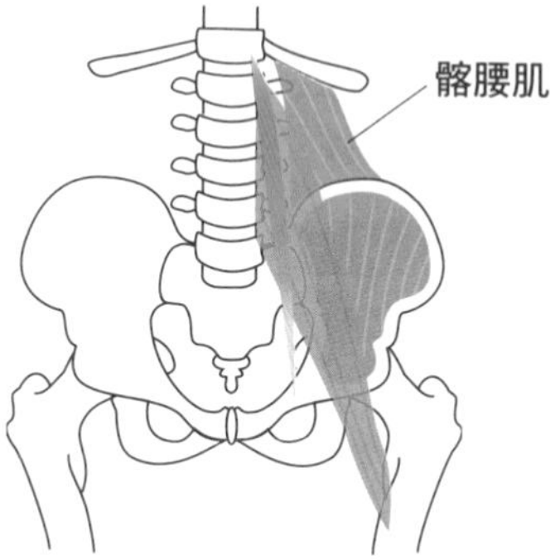

由骨盆腔內的「髂肌」以及連接脊椎、骨盆與大腿骨的「腰大肌」與「腰小肌」這三塊肌肉所集結而成的部分稱為「髂腰肌」。除了維持姿勢之外，還有抬腿、保護內臟等作用。

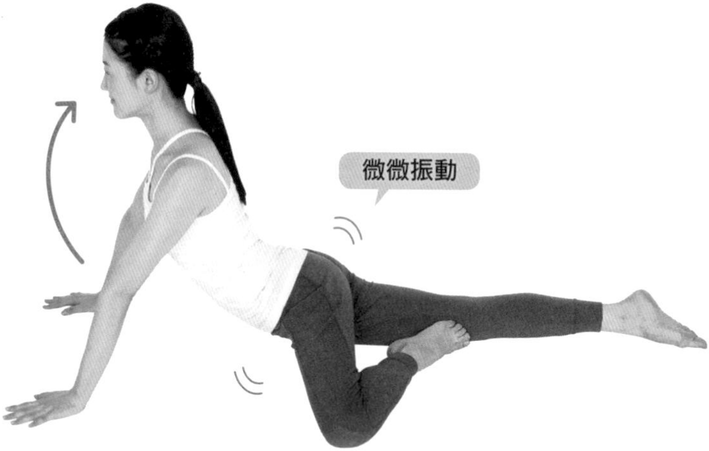

3

緩緩挺起上半身

一邊吐氣，一邊用手掌撐著地面，將上半身緩緩挺起。要感覺到右側大腿根部的髂腰肌在伸展。此時快速的振動或是過度反挺上半身都會造成腰部的疼痛，所以要留意一下。哪怕只有一點點，只要感覺到不對勁或疼痛時就要停止動作。腰部往左右兩邊微微振動約三十秒之後，換腳做同樣的動作。

脊椎整復伸展操

STEP7

扭轉骨盆

骨盆是脊椎的基礎所在，骨盆若是歪了或變形，骨盆之上的脊椎也會跟著歪掉，而骨盆以下的雙腿亦會出現長短腿的情況。若要矯正歪掉的骨盆，扭轉骨盆的伸展操反而才能有效發揮作用。矯正了作為基礎的骨盆後，脊椎也會回到原本的位置上，恢復本來的形狀。而且也可以讓靠著骨盆支撐的內臟回到正確的位置。

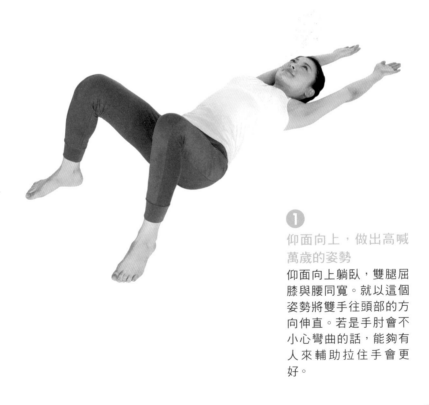

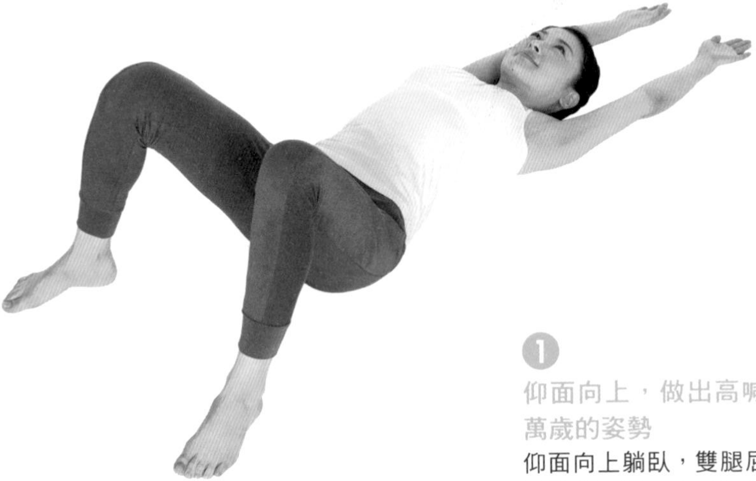

❶

仰面向上，做出高喊萬歲的姿勢

仰面向上躺臥，雙腿屈膝與腰同寬。就以這個姿勢將雙手往頭部的方向伸直。若是手肘會不小心彎曲的話，能夠有人來輔助拉住手會更好。

❷ 雙腿往側邊倒下，微微振動

維持動作❶的姿勢，雙腿往左邊倒下。從心窩部的位置起，將雙手與雙腿分別往上或往下拉得遠遠的。保持著這個姿勢，大約做八次的上下微微振動。另一邊也是一樣的動作，左右各做四次。

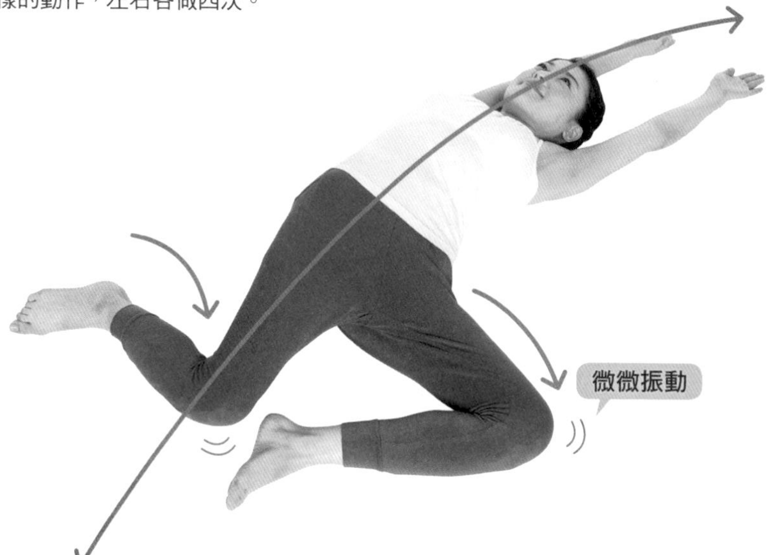

脊椎整復伸展操

STEP8

捲曲脊椎

這是小學做的墊上運動中的「搖籃體操」。利用自己下半身的力量，一節一節擠壓脊椎使脊椎放鬆，來矯正向下墜而壓迫在一起的脊椎。這麼做可以使脊椎至肩胛骨周圍的血流變順，所以也能讓流往腦部的血液變順暢。而且還可以鍛鍊到腹肌或是臀部的肌肉，很適合用來預防或是改善腰痛。

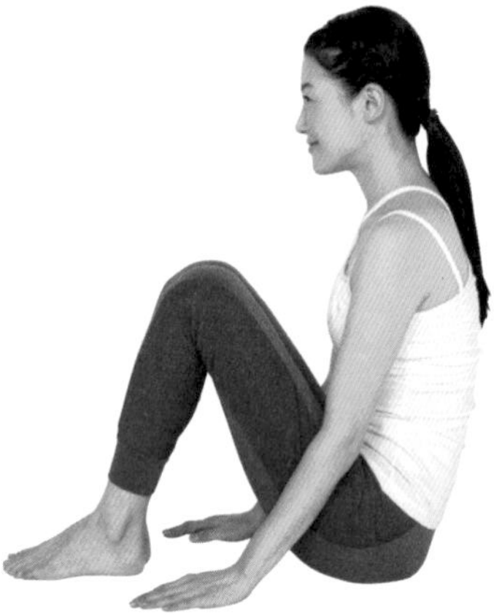

❶
採取抱膝坐姿，
雙手撐地
採取抱膝坐姿，雙手撐地

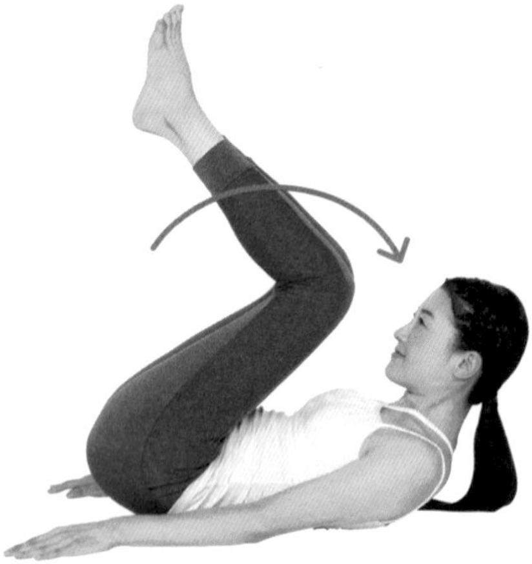

❷
緩緩向後倒下
維持動作❶的姿勢，慢慢向後倒下，不要一口氣倒下去。雙手一樣貼在地面來撐著身體，腿則是自然地往上抬。

❸ 將腿向後抬到極限為止

順著動作❷，把臀部、腰部、背部都抬高離開地面，並且把腿抬得更高。不要太過勉強，腿抬到極限時就緩緩回到動作❶的姿勢。將動作❶～❸重複進行八次。

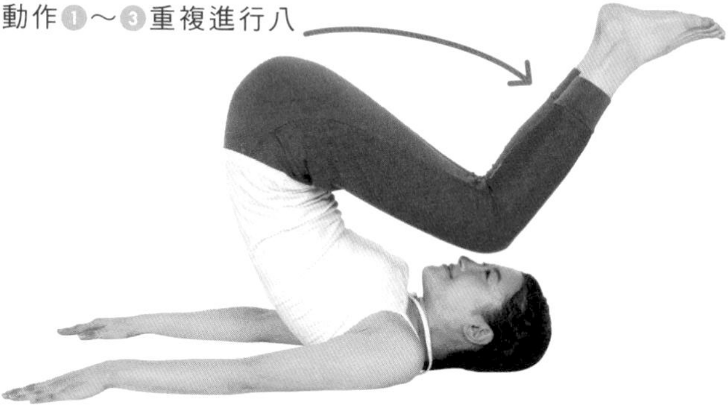

做得到的人就～

❹ 維持這個姿勢來放鬆

進行八次動作❶～❸之後，就維持動作❸的姿勢，放鬆腿部的力量來鬆弛舒緩。保持自然呼吸，只要感覺還是舒服的話就可以繼續做。辦不到的人不用勉強，這個動作不做也沒關係。

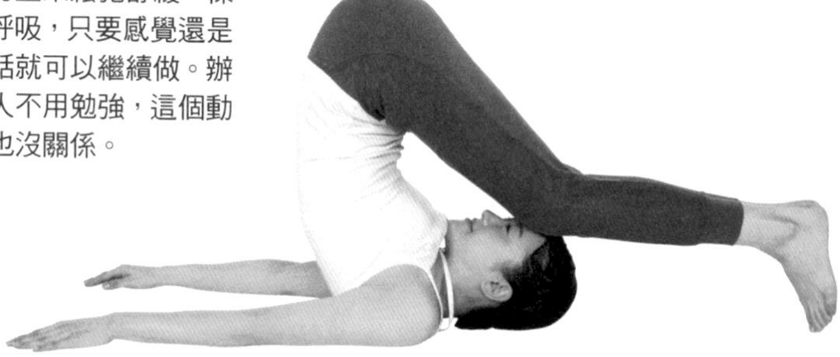

脊椎整復伸展操

STEP9 收緊薦骨

到STEP 8的伸展操為止，目的都是為了解除脊椎或骨盆的緊張，緩和與放鬆脊椎與骨盆。從這個步驟開始的伸展操，則是為了要讓藉由伸展操所調整出的良好狀態從身體裡覺醒，把效果「鎖在裡頭」。首先要來拉緊骨盆，開始進行伸展操的收尾。

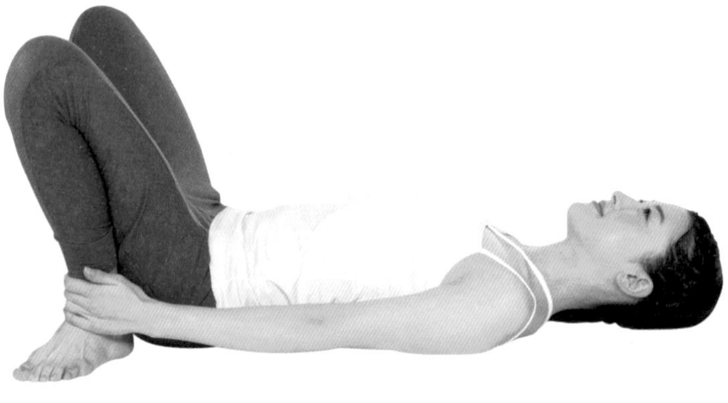

❶

仰躺面天，抓住腳踝

採取仰躺的姿勢，膝蓋打彎，雙腳張開與肩同寬。讓腳後跟靠近臀部，用手從外側抓住腳踝。

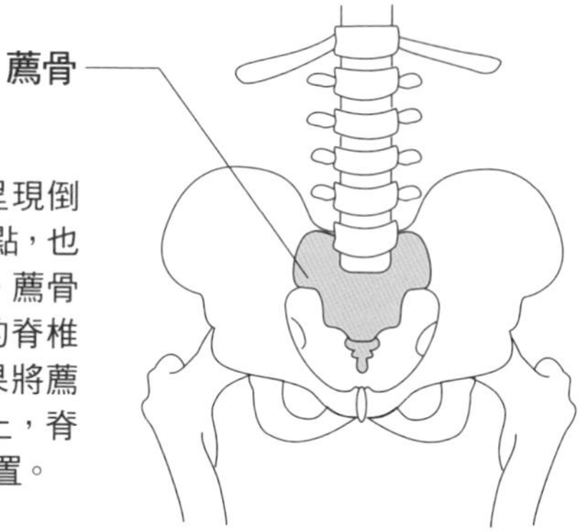

薦骨位於骨盆中間，呈現倒三角形，是脊椎的基準點，也是脊椎中最大的部分。薦骨若是歪了，薦骨之上的脊椎也會跟著歪掉，而如果將薦骨維持在正確的平衡上，脊椎也會保持在正確的位置。

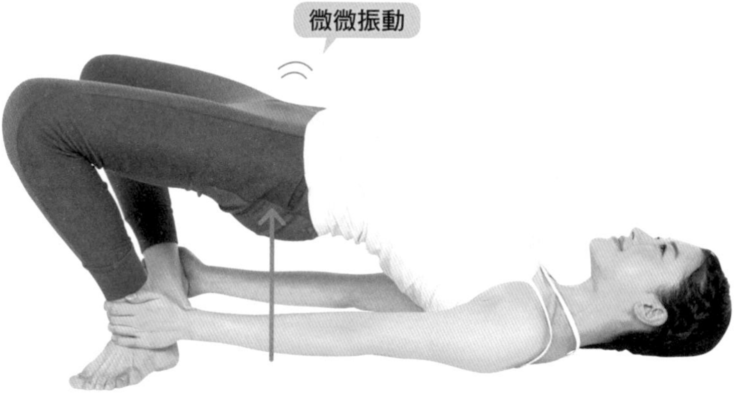

❷ 把腰向上撐起，上下振動腰部

一邊吐氣一邊把腰向上撐起。撐到最高的位置時，上下微微地振動腰部三十次，想像要將連接左右兩側髂骨的「薦骨」從左右邊收緊。

脊椎整復伸展操

STEP10

抹布吊掛環之姿

這是脊椎整復伸展操的最後收操動作。這個步驟的伸展操是為了要讓脊椎緩和下來。由於這個動作會刺激用來維持身體姿勢的肌肉（伸肌），因此要拉緊全身，讓身體得以擁有優美的姿勢。這個動作對於造成腦部運作功能降低的駝背亦能發揮矯正的效果。讓我們懷抱著向脊椎致謝的心意，來進行這個伸展操吧。

雙手雙腳貼在地面，將腰部往上抬高

雙手打開比肩膀寬；雙膝與雙腳貼在地面，呈四肢著地的姿勢。維持著這個姿勢，一邊吐氣一邊將雙手雙腳打直並抬高腰部，讓身體形成三角形。下巴往內收，保持自然的呼吸，維持十秒鐘。

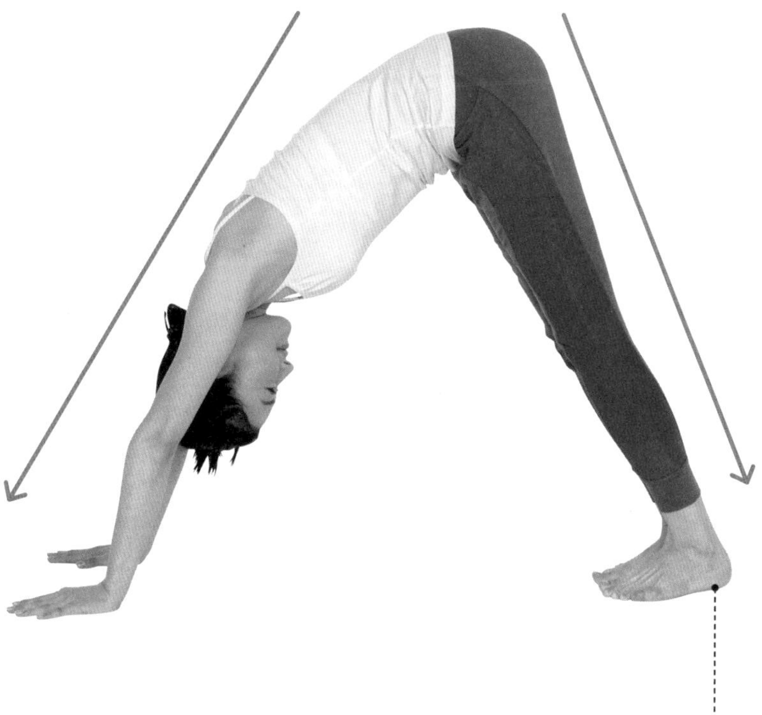

盡可能將腳後跟貼在地面

如果可以的話，就將腳後跟貼在地面上；膝蓋與手肘都要打直，不要彎曲。

當下就可以做！

當你感到困擾時，就來做腦部救援整復操

要為您介紹不挑地點、不論何時何地都能立刻進行的救援整復操。像是在大型會議開始前，認定「就是現在！」的關鍵時刻來做一下救援整復操的話，就能解除緊張，讓頭腦可以瞬間清晰地開始運作。除此之外，當全神貫注地不停進行作業或是工作時，趁著空檔做個救援整復操的話，便可使腦袋的精神為之一振，進行作業或是工作的效率也會跟著越來越好。

腦部救援
整復操❶

想要消除緊張感時的
振動功

緊張要靠著晃動身體來舒緩。這個動作是氣功的基本招式之一，輕輕振動身軀，所以稱為「振動功」，藉由上下振動身體，來消除身體與頭腦的緊張感。全身上下都放鬆之後，血液的流動就會變得順暢，因此腦袋的運作也會更清晰。要進行重要的工作或是考試前，請務必試試看這個振動功。

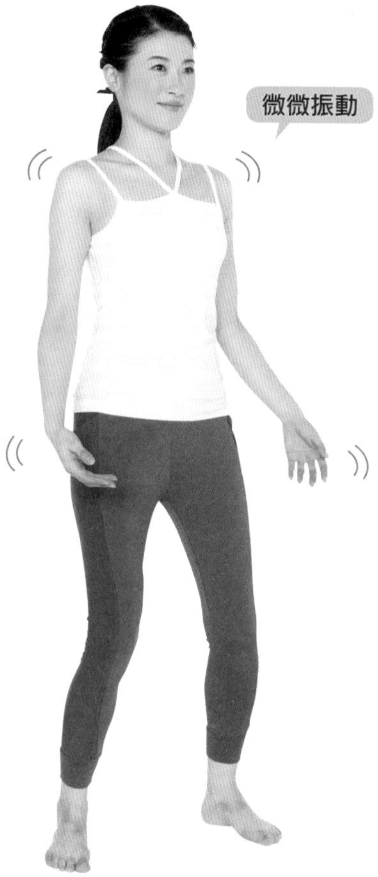

上下振動全身

上半身不要用力，雙腳放鬆站立，膝蓋微彎。以這個姿勢上下振動全身。進行中保持微笑會讓放鬆的效果更好，一直做到緊張感不見為止。身體不要向前或向後傾，要保持直立。

腦部救援
整復操❷

趕跑睡意，讓腦袋煥然一新的

上半身扭轉

在「前後」、「左右」、「扭轉」這三個脊椎可進行的動作之中，能夠帶給頭腦最強烈刺激的就是「扭轉」這個動作。而且，「扭轉」還是必須要有自我意識才可進行的動作，所以只要做這個動作就可以喚醒腦袋，注入元氣；對於消除困倦也很有效果。

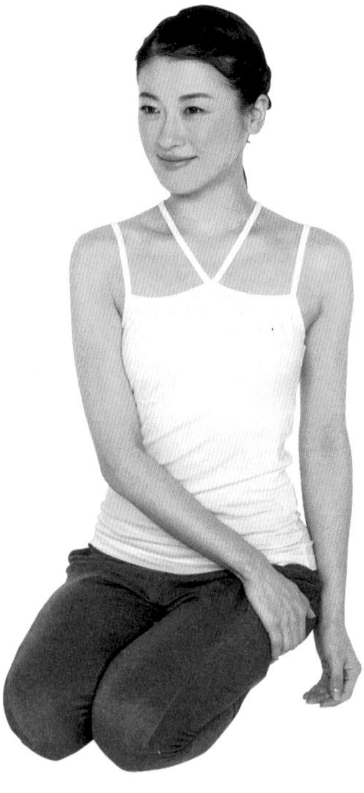

❶

採取跪坐姿，右手放在左大腿外側

採取跪坐姿勢，向後挪動左膝蓋，比右膝蓋約往後1～2公分。右手擺在左大腿的外側。

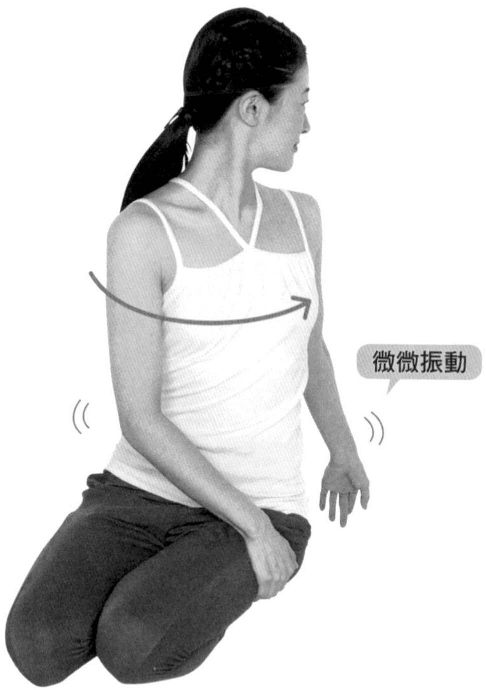

❷
扭轉上半身，把身體向後轉

一邊用嘴巴吐氣，一邊將上半身向左後方扭轉過去。將右手作為扭轉的支撐點，把臉朝向左後方，並將左手向後伸。以髖關節為界，有意識地將上半身與下半身分別往不同方向扭轉，再一邊吸氣一邊回到原本的姿勢。左右交叉進行動作❶～❷，分別做八次。

腦部救援
整復操❸

想讓腦筋靈活時的
淨腦採氣法

胳臂內側肌肉的硬度，關係著脊椎與肩胛骨。脊椎與肩胛骨若是變得僵硬，不僅會帶給腦部負面的影響，也是造成身體痠痛的原因。可淨化腦部的氣功呼吸法「淨腦採氣法」，是藉由恢復胳臂內側肌肉的柔軟度，來鬆弛脊椎、肩胛骨，並同時使輸送至腦部的血流變得順暢。腦袋變得清晰通暢，讓腦筋有如脫胎換骨一般開始動起來。

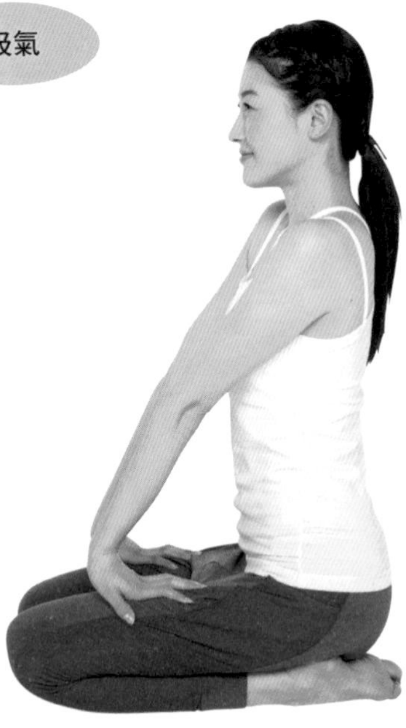

❶

採取跪坐姿，將反轉的手掌擺在膝蓋上。

採取跪坐姿或是坐在椅子上，背部挺直。手指朝著自己的方向，將雙手放在大腿上。

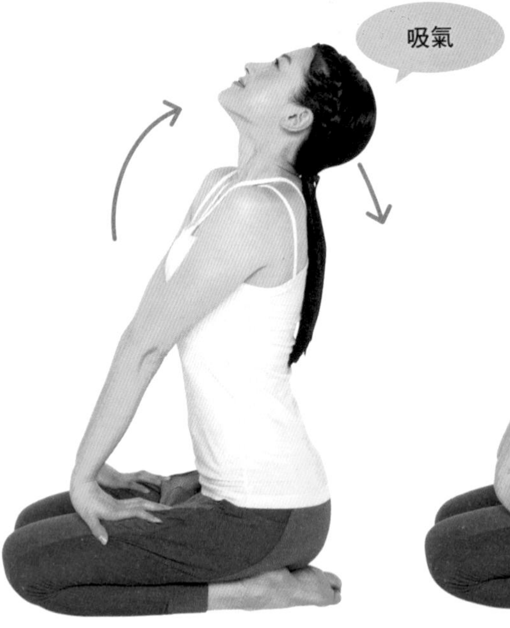

❷

一邊吸氣，一邊抬頭

一邊用鼻子慢慢吸氣，一邊把臉往上抬，輕輕地將背部向後挺，讓喉部徹底伸展開來。

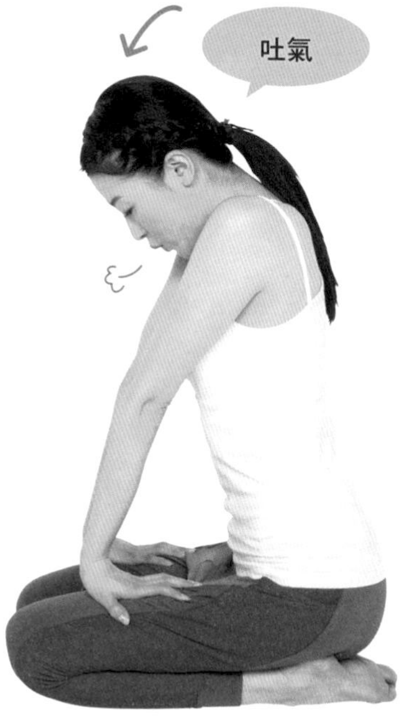

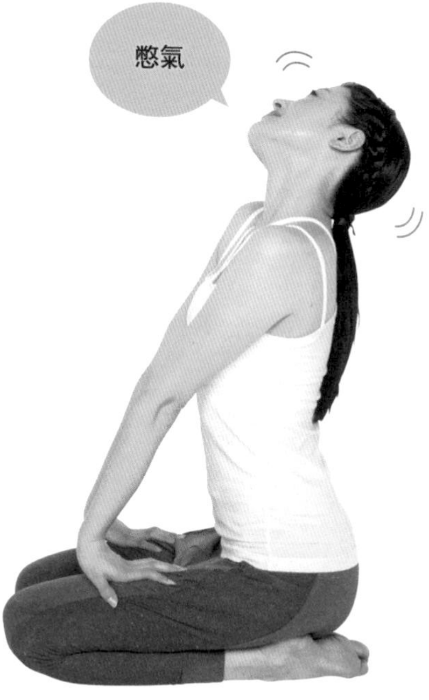

4

一邊吐氣，一邊低頭

一邊用嘴巴吐氣，一邊將頭低下來，讓下巴快要抵到胸口。背部不可彎曲，重複八次動作❶～❹。

3

憋氣，頭部左右擺動二、三次。

臉抬高之後憋氣，將頭部往左右兩邊輕輕擺動。想像把頭腦裡的每一個角落都洗淨一遍。

腦部救援
整復操❹

想要回憶起事情時的
右側頸部伸展操

回想起記憶中的事情，這項能力與右側頸部有所關聯。「最近健忘得很厲害」——這是有這樣情況的人右側頸部變得僵硬的信號。我們將重點擺在右側，來讓右側頸部放鬆。用熱毛巾敷（參照第146頁）在右側頸部上也一樣有效。

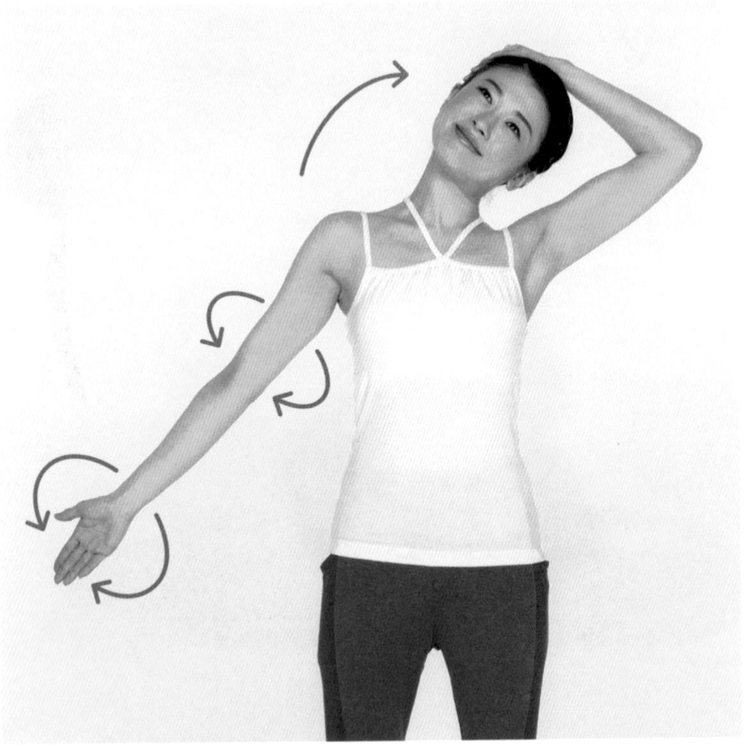

用左手扳著頭，讓頭往左邊傾，來回轉動右手臂

將左手放在右邊太陽穴的位置上，緩緩地把頭往左邊傾；一邊拉開右側頸部，右手一邊往右下方45度伸直。轉動胳臂，讓手掌與胳臂前後交互扭轉，持續轉動。保持自然呼吸，進行30秒。

腦部救援
整復操5

想要把事情記下來時的
左側頸部伸展操

記憶新事物的能力與左側頸部有所關聯。「必須要把演講的原稿背起來」、「檢定考就快要到了，卻完全記不起來」——諸如此類的情況時，就要來伸展左側頸部。而且，只要伸展頸部並矯正姿勢，就可以活化腦部，並提升記憶力。

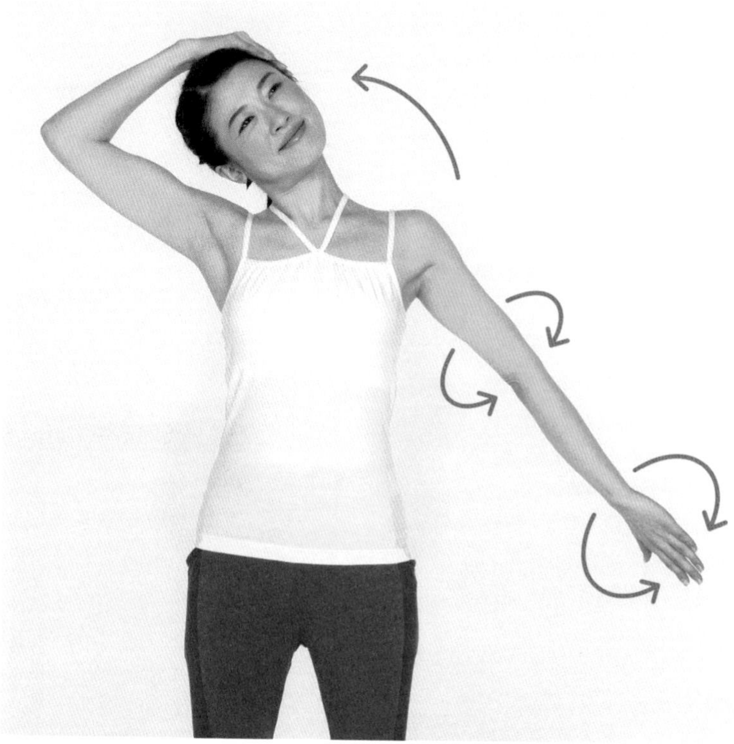

用右手扳著頭，讓頭往右邊傾，左手臂則是來回轉動
將右手放在左邊太陽穴的位置上，緩緩地把頭往右邊傾；一邊拉開左側頸部，左手一邊往左下方45度伸長。轉動胳臂，讓手掌與胳臂前後交互扭轉，持續轉動。保持自然呼吸，進行30秒。

白晝「關緊」、夜間「鬆弛」很重要

骨盆是個頻繁活動的部位，一天中會以一定的節奏來進行開關。

舉例來說，上午的骨盆是關得最緊的狀態。受到這個影響，注意力、判斷力、運動能力等等，一切的能力都會在良好的狀態中。

另一方面，中午過後至晚上的骨盆則開始一點一點放鬆。如此一來，頭腦與身體都會慢慢切換到休息模式。

而從晚上十點左右開始，一直到睡著之後，則是骨盆最放鬆的時候。由於全身上下的骨骼在這段時間內都是放鬆的狀態，所以這段睡眠時間，會是一整天下來發生偏移或是承受負擔的骨骼得到修復的重置時間。

藉由像這樣有節奏地進行開關，讓白天處於活動模式、晚上切換成休息模式，便可稱得上是一個健康又優秀的骨盆。

只要利用這個節奏，就能夠使伸展操更發揮出效果。

例如，如果是在骨盆自然關緊的「上午」做伸展操，就可以有重點地進行像是第36頁～39頁中介紹的「收拉式」伸展操，這麼一來就能喚醒腦袋，注入元氣。另外，若是在骨盆自然放鬆的傍晚到晚上之間做伸展操，就能夠集中進行第18頁～35頁中著重於放鬆身體的「鬆弛式」伸展操。這樣子做的話，就可以提升睡眠中的重整效果。

順帶一提，骨盆開關的節奏也會因季節而有所差異。骨盆開始放鬆是在春天，夏天會是最鬆弛的狀態，到了秋天便開始關緊，冬天則是骨盆關得最緊的季節。在骨盆關緊的冬天裡，我們這些整復師也還是會進行骨盆的矯正治療，治療起來其實還真的挺不容易的呢。

骨盆一天的節奏

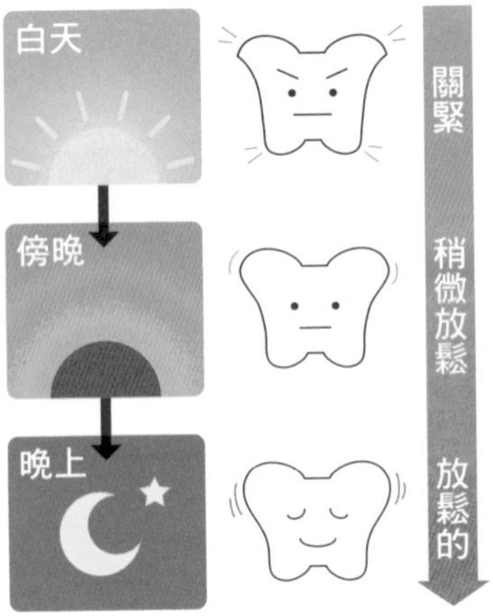

PART
2

脊椎決定了腦袋的好壞

若想要讓頭腦清晰地運作，那麼脊椎就一定不能歪曲。為何對於身體與頭腦的健康而言，脊椎是如此重要的呢？那現代人脊椎的狀況又是如何呢？我們將用簡單易懂的解說，來說明脊椎與頭腦之間的密切關係。

檢視你的腦袋的危險度

四十歲過後，就無法再像二、三十歲時一樣地逞強。不僅是身體，有沒有過那麼一瞬間覺得「不知道為什麼最近特別健忘。」、「我的腦袋變遲鈍了！？」呢？首先，我們來檢視一下你的腦袋是不是累了。

1 進行五分鐘的冥想，是開始想睡，還是已經睡著了

請坐在一間安靜的房間裡，然後將眼睛閉上五分鐘，不要移動身體也不要發出聲響。心無雜念的話最好，但如果腦海裡出現了東西也無妨。就算心有雜念，只要在這五分鐘之間還是清醒著，那就代表你的腦袋還有力氣。但如果中途就開始想睡，或者是已經睡著的話，那就可以論定你的腦袋已處於疲憊模式。

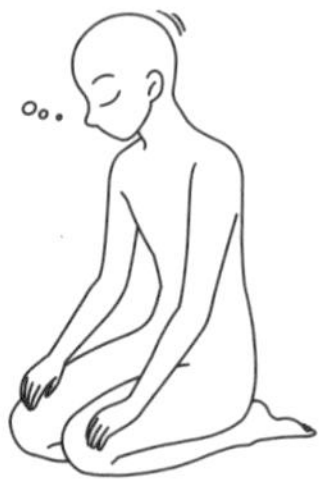

2 無法單邊眨眼，或兩邊眨眼的程度不一樣

當要眨單眼時，會不會有某隻眼睛無法眨呢？或者「一眨左眼之後，左邊的嘴角就向上揚」等等，如果眼睛以外的部分也動的話，就要注意了！因為那是腦部跟眼睛都已經疲累的證據。腦袋的運作一旦開始衰退，就無法控制好臉部的肌肉。

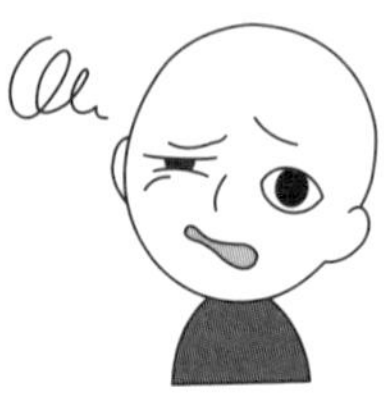

3 用手指戳一下鼓起的臉頰，結果嘴巴就噴出氣。

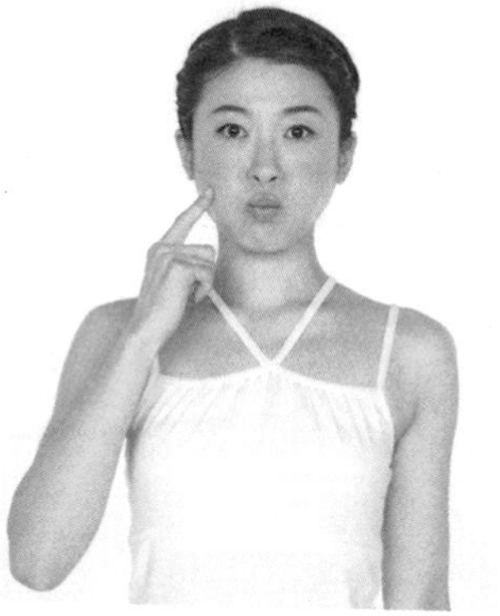

請各位回想一下孩提時代曾經玩過的扮鬼臉遊戲。請鼓起兩邊的臉頰，就像是在扮鬼臉時做「啊～噗——」的動作一樣。然後試著用手指輪流用力戳一戳左右邊的臉頰。這時候，只要有一邊的臉頰在手指戳下去之後發出了「噗！」的噴氣聲的話，那就是頭腦已經疲憊的證據！嘴角鬆開來，是腦部機能下降的信號。

4 海洋與天空的樣子是黑白的

首先，請在安靜的狀態下閉上雙眼。然後試著在腦海裡回想「海洋」或是「天空」的樣子。若映在雙眼前的影像是鮮豔的色澤，那代表你的頭腦還有滿滿的活力。但如果是「我明明是想像著湛藍的天空，浮現出的影像卻是灰色的」、「只浮現出像是抽象畫一樣的灰濛濛畫面」的情況，非常遺憾，那就代表你的腦袋處於虛弱無力的狀態。

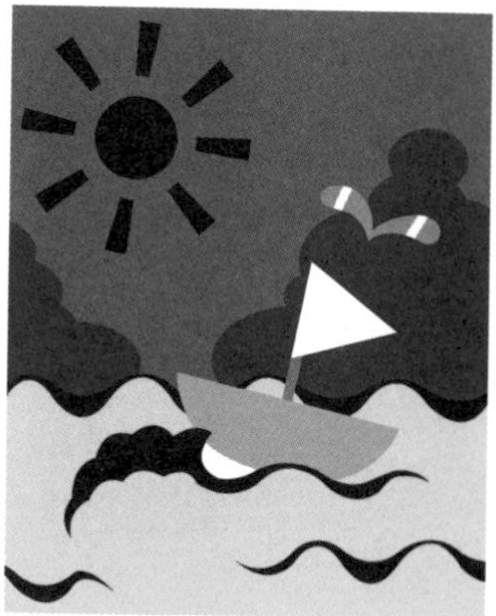

檢視你的脊椎是否歪曲

脊椎的狀態直接關聯到腦部的健康程度與活力程度。將身體比喻成建築物的話，脊椎就是那一根支撐著整個身體的最重要的主柱。身體的主柱若是歪了，全身的骨骼與肌肉也會跟著偏斜，進而失去身體的平衡。因此，身體的姿勢變得不再優美，平常的身體動作也會變得僵硬不自然。要是繼續放任已經歪斜的身體不管，身體不僅會這兒痛那兒疼，出現不適的情況，腦袋也會在轉眼間失去電力，就無法發揮出原本擁有的能力。就讓我們來檢視一下你的脊椎是否有歪曲。

1 身體向下彎，手指碰不到地板

雙腳併攏站好，試著緩緩地將身體向下彎曲，不要突然彎下去。讓雙手指尖碰到地板就可以了。指尖碰不到地板的人，代表背部的肌肉緊繃僵硬。緊繃僵硬的背部肌肉，是導致脊椎歪曲、引起肩頸痠痛、腰痛等不適症狀的原因！

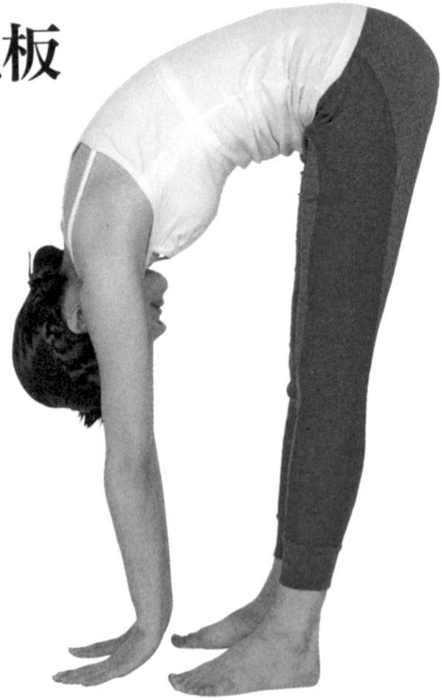

2 下圖的姿勢做起來很吃力

做下圖❷的動作時，如果感覺到雙手內側（手腕內側）有疼痛感或是緊繃感的話，那就是脊椎與肩胛骨的柔軟度變差的證據。做這個動作對於矯正脊椎歪曲也很有成效！試試看，覺得這個動作很吃力的人，每天都來重複做這個動作，就算時間很短也沒關係，每天做的話就會漸漸減少吃力的感覺，脊椎也會被調整回良好的狀態。

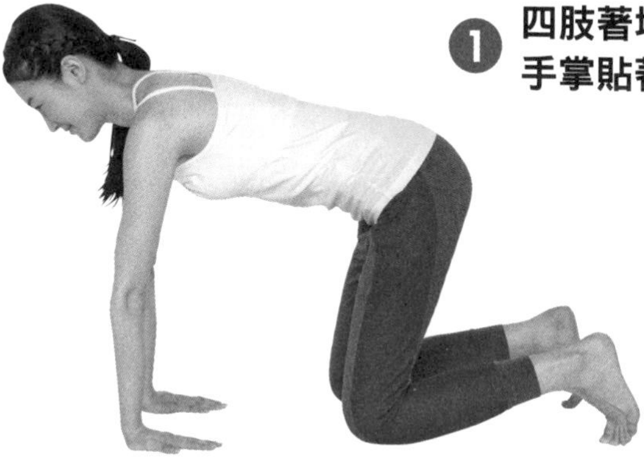

❶ **四肢著地，手掌貼著地面。**

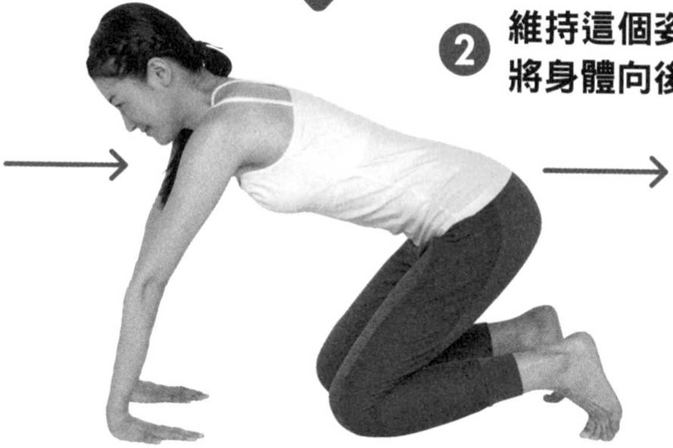

❷ **維持這個姿勢，將身體向後挪動。**

3 左右肩膀有高低落差

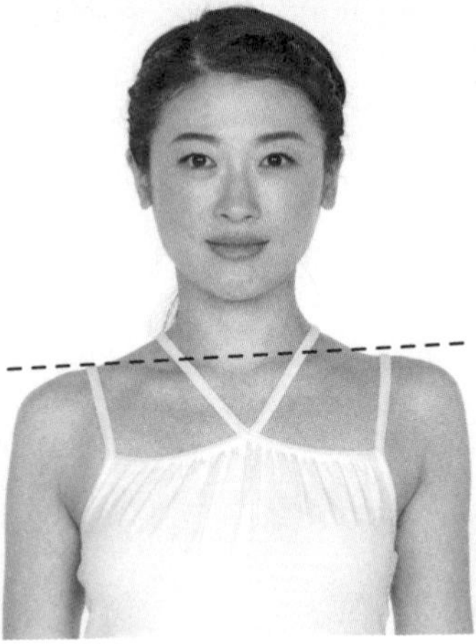

在鏡子前立正站好，確認一下自己兩邊肩膀的位置吧。如果左右邊肩膀的高度不一樣的話，那就意味著脊椎歪了。肩膀歪了一邊的人，骨盆的位置也會歪一邊。即使自己沒有察覺到骨盆歪斜，但左右腳的長度還是會不一樣（可以藉由動作5來確認長短腿的情況）。立刻來做伸展操，矯正歪一邊的肩膀吧！

4 伸到背後的雙手無法碰到彼此

試著將一手由上往下，另一手由下往上伸到背後。雙手能夠緊緊互握住的話當然是最好，不過左右邊手指頭如果可以互相碰到就算可以了。完全互碰不到的人，就代表脊椎歪掉了，背部以及胸部附近的柔軟程度也變得不太好。試試看把左右手互換位置，跟剛才手的位置比較之後，如果高度不一樣的話，那麼肋骨周圍的某些骨骼或許也極有可能歪斜了。

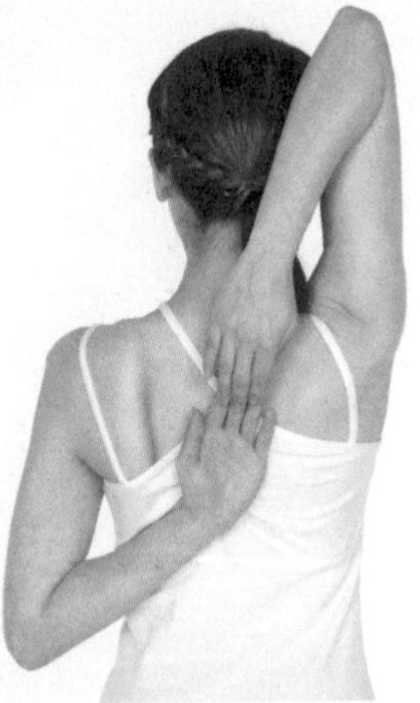

5 左右腳長度不一致

脊椎歪斜的人，左右腳的長度就會不一樣。想要知道左右腳是否不一樣長的話，只要跪坐下來比較一下膝頭的位置，便可一目瞭然！跪坐時雙膝無法緊密貼合的話，就是那個人骨盆收合能力變差的證據。骨盆收合能力變差的話，腸胃等內臟就會往下掉，使內臟功能變差，身體容易變胖。

跪坐的時候......

某一邊的膝頭較突出。

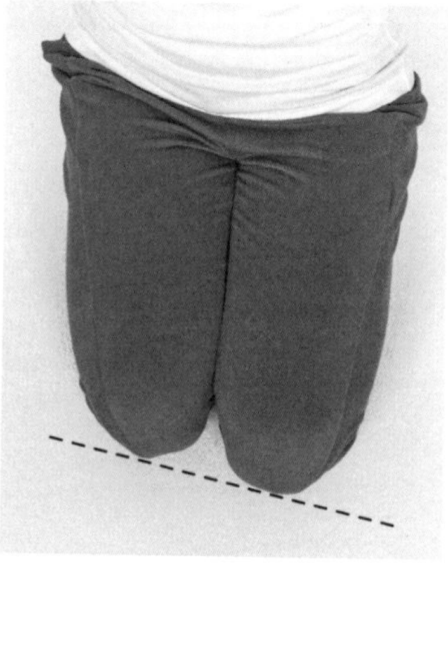

左右邊的膝蓋合不起來。

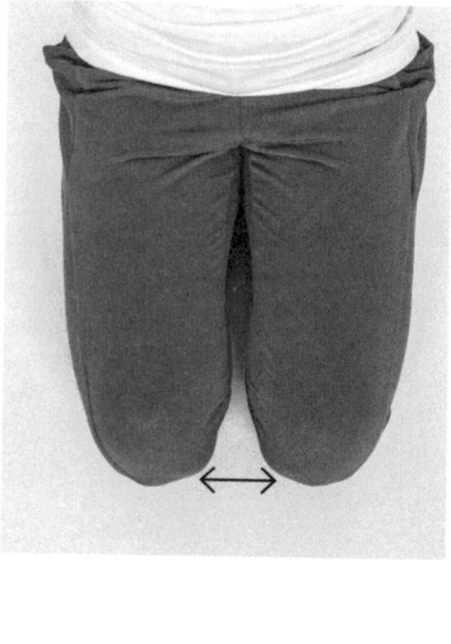

四十歲過後是脊椎與頭腦的折返點

肌肉、荷爾蒙等，全身都會出現毛病

「一過了四十歲，就覺得莫名地容易變累」、「以前明明不管再怎麼累，只要睡個一晚就沒問題了，可是現在都趕不走疲憊感」。或者是「最近健忘的情況太嚴重了，讓我很困擾」、「想要把事情記下來，卻都記不住」、「焦慮不安、變得抑鬱寡歡」。在我的伸展操教室中，有很多學員是40多歲至60多歲的人，他們會經常來找我諮詢這些煩惱。

在我們的生活當中，充斥著各式各樣的壓力。然而，在這樣瀰漫壓力的環境之下，卻還是傾向於褒揚「努力、拼命」這件事。但是，**「努力、拼命」就等於是「全身緊張」的狀態。要是**

這樣緊張的狀態沒完沒了地持續下去，全身上下變得疲憊也是理所當然的事。話雖如此，但因為二、三十歲正值年輕，不論是身體還是腦袋都還是精力充沛，所以再怎樣還是撐得下去。

可是到了**四、五十歲之後，以肌肉為首的各個身體機能都會開始衰退。此外，荷爾蒙的平衡也產生了變化，所以「努力拼命」這件事就讓身體越來越吃不消。**每個人的情況不一樣，有些人只要光想到「我一定要努力堅持下去！」，就會感受到龐大的壓力，有時身體也會出現狀況。

隨著年紀增加，「努力拼命對於身體而言再也不管用了」，這是自然界的法則，也是理所當然的事情。**不僅擔憂身體，因腦袋或心靈的變化而煩惱不已的人也越來越多了。身體、心靈、腦袋一下子變得讓人痛苦、吃不消，是四十歲至五十歲這個年紀的特徵。**

所以，人在四、五十歲之後就要接納這些變化，並改變生活方式。該停下二、三十歲時那種努力拼命的生活方式，在進行必要的維護與保養的同時，思考一下該用哪種適合自己年紀的方式來使用身體與腦袋。

社會方面的壓力也達到了巔峰

一旦過了四十歲這個年紀，也就是進入了熟齡世代之後，來自周圍的壓力也會達到最高峰。

例如：還在工作的人，應該有不少人的職位是中間管理職吧。遭到上司責罵、受到來自下屬的抵抗，夾在左右為難的立場之中。若是身為家庭主婦，則要為了進入青春期的孩子的教育傷透腦筋；丈夫或太太進入更年期而變得難以伺候，夫妻之間的溝通成為了精神上的負擔。有些人還會面臨雙親的照護等等的問題，說不定就會因此筋疲力竭。

換個比較殘酷的方式來說的話，到了四、五十歲這個年紀，其實也就是到了要漸漸看清現實的年紀。為了實現夢想或希望，二、三十歲的年紀會不顧一切向前衝，但到了四、五十歲之後，就會察覺到不管再怎麼努力拼命，有些事情可以實現，而有些事情則是實現不了。

再怎麼努力拼命也一樣沒結果。不管是誰，一旦意識到了這件事之後，心情都會大受打擊，失去動力與幹勁。而且這時還多了身體的變化，所以如果漠不關心、不做任何事的話，不管是身體、頭腦還是心靈，自然都會叫苦不已。四十歲過後還是「無病無痛，狀況也不錯」，這種情況反而是很稀少的吧。

不過，這個困境正是最佳的好時機。**四、五十歲過後的這把年紀，不論是身體、心靈還是頭腦，都會變得更加吃力。而這個年紀正是接納身心的變動、讓自己脫胎換骨的絕佳時機。**本書就要來解說具體的方式。

脊椎直接影響到腦部

延伸的脊椎構成了腦的一部份

說到「讓腦袋變靈光」、「活化腦部」，大多數的人腦海裡浮現的，是不是像是填字遊戲或是計算問題等等的腦部訓練，認為「只要做些動腦筋的事情就好」呢？雖然我說「想要讓腦袋變得更靈光，那就來整復脊椎吧」，不過應該有很多人認為「脊椎跟頭腦有啥關係！」吧。

但是因為**脊椎與頭腦是相連在一起的，所以對於彼此都造成至大的影響**。

脊椎與腦部相連在一起

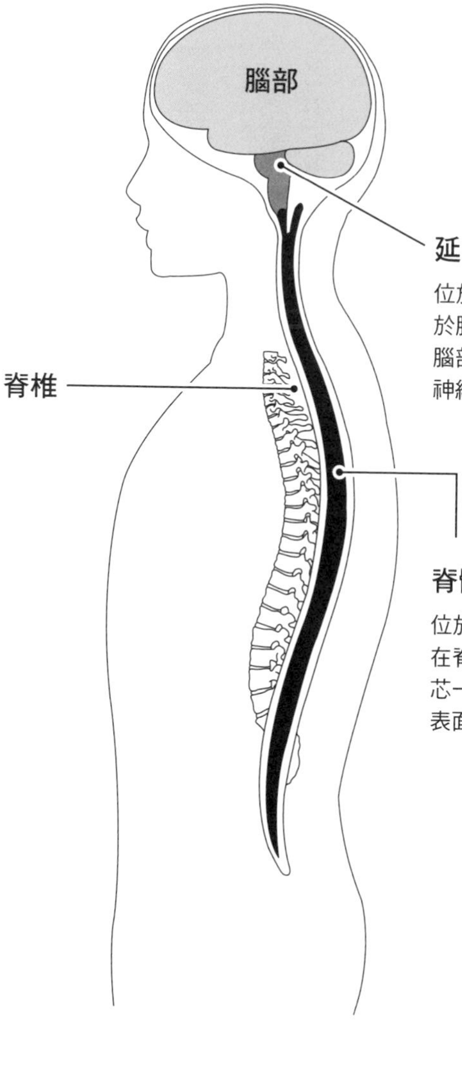

延腦

位於腦部最下方的位置，屬於腦幹的一部份。是連接起腦部與脊髓的部位，其中有神經的軸突經過。

脊髓

位於延腦下方的神經組織，在脊椎的中間，像是脊椎的芯一樣。腦脊髓液在脊髓的表面流動。

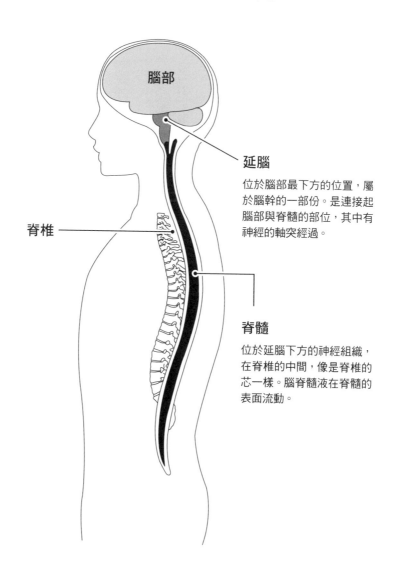

請各位看看第61頁的圖解。位於腦部最下面的部分稱為延腦，延腦的下方則是脊髓，再來是包圍住脊髓的脊椎。像這樣子形成了這個構造，連接起脊椎與腦部。

在瑜珈與氣功中，並不認為脊髓與腦部是各別的組織，而是**認為「延伸的脊椎構成了腦的一部份」，也就說，脊髓與腦部是被歸類為同一部位**。另外，在西洋醫學中，也同樣將腦部與脊髓合併稱為中樞神經。

脊椎受到刺激之後，就會改善脊髓液的循環或是腦中的血流狀況

我們再看仔細一些。延腦位於腦部的最下方，是腦幹的一部份。關於腦部的構造，將會在第94頁進行說明。腦幹掌控心臟的跳動、呼吸、血液循環、維持體溫、分泌荷爾蒙、繁殖等等。也就是說，腦幹（延腦）掌管了人類生存與活動的必要機能，是個非常重要的部分。

而直接與腦幹連接的部分就是脊髓。就像是懸吊在腦部下方一樣，脊髓是腦部（延腦）下方的神經組織。脊髓的長度從頸部後方的頸窩處開始算起，直到腰部上方。**而外型長得就像是要保護脊髓一樣的部分，就是脊椎。**

所以，只要利用伸展操來**刺激脊椎的話，便會經由脊髓通往作為腦幹一部分的延腦，將刺激直接傳導到腦部。**

例如：如果是做前後挪動脊椎的伸展操的話，腦脊髓液（跟血液或淋巴液一樣，腦脊髓液會在身體內循環，守護著腦部與身體的健康）的流動就會變得更好。同時，也會改善通往腦部的血流，即可活化腦部的運作。

相反地，只要脊椎一歪斜，就會把壓力的訊號傳遞到腦部。而且，若是腦部倦怠、疲累的話，脊椎的動作就會變得非常差。所以就像這樣，脊椎與腦部經常是處於連動的狀態之中。

S型的脊椎保護腦部與身體

人類的身體是以活動為前提所構成的。因此，支撐著身體的脊椎也並非是一根長條形的骨頭，而是由二十六塊小小的骨頭（椎骨）重疊而成。從側面看的話，這二十六塊椎骨並不是連成筆直的一條線，而是連接成一個緩緩的S形曲線。這個S形曲線稱為生理曲度。

這項**生理曲度是靠雙腳行走的人類的特有現象。具有「自由自在地活動身體」、「吸收衝擊」這兩個重大的目的。**

靠著雙腳行走的人類，將最重的頭部支撐於身體最高的位置上。因此，對於支撐著沉重頭部的脊椎，經常造成極大的負擔。奔跑飛越、跳躍、快跑，都會造成脊椎更大的負擔。如果脊椎是一根筆直的骨頭，馬上就會「啪」的一聲折斷，動作也會變得像機器人一樣僵硬。

S形的脊椎緩衝部保護腦部

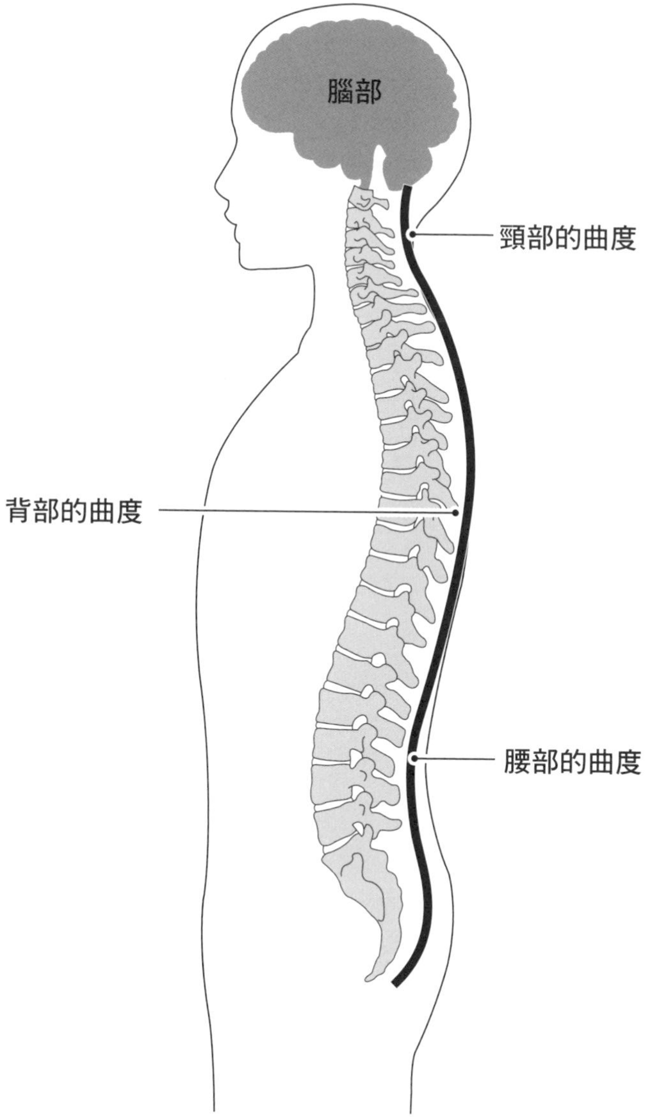

此外，如果脊椎不是長成S形的話，腳踏到地面時的衝擊就會直接傳達到腦部。而S形的彎曲柔軟而強韌，因此擔任了緩衝的角色。

此外，在這二十六塊椎骨之中，上面的頸椎擅長「扭轉」這個動作。中間的胸椎則是擅長「往左右兩邊傾倒」；下面的腰椎則是擅長「往前彎，向後挺」。拜此所賜，我們才看得見左右邊、可以往後轉，能夠做到彎腰、蹲下、站立、坐下等等的各種動作。

不過，現代生活已發展出各式各樣的工具以及交通工具，人類不再全方位地使用到身體的各個部位，僅是重複著不平均的使用方式。像這樣的生活習慣，也是導致脊椎歪曲的原因之一。

脊椎的前面負責「穩定」，後面負責「活動」

對於脊椎而言，具有「穩穩支撐住身體」以及「使身體自由活動」這兩個相反的職責。為了盡到這兩項職責，所以脊椎才以特殊的形狀構成。

身體的前側脊椎（椎體）要用來穩定身體，所以長得很穩固；身體後側（椎弓）則是生成方便用來活動的形狀。所以，一旦脊椎歪斜的話，就會失去了「穩定姿勢」或「自由活動」其中一方的作用。

將這些脊椎的特性記在腦海裡，並有「想讓姿勢變漂亮時就要靠脊椎的前側」、「想要讓身體的動作變得更靈活時就要靠脊椎的後側」的意識的話，這應該會很不錯吧。

脊椎是連接骨盆與肩胛骨的鎖鏈

靠雙手雙腳的伸展操，就可以矯正脊椎

身體的上半部分有肩胛骨，用於活動雙臂時；身體的下半部分則有骨盆，用於活動雙腳時。

脊椎的存在如同一條鎖鏈，連接著肩胛骨以及骨盆這塊大骨頭。例如：在工作時或是平常的生活中，若都只用右手的話，右邊肩膀與右手臂的肌肉就會變得緊繃。右側的肌肉群一旦變得緊繃，就會拉扯到右側的肩胛骨。結果，連接著肩胛骨的脊椎也會被拉向右方，而使脊椎歪了一邊。

腳也是一樣的情況。如果都將身體的負擔加諸於單邊身體的話，那一側的肌肉就會變緊繃，骨盆也會被拉往那一側。但因為骨盆與脊椎相連，所以脊椎也會受到拉扯而歪斜。

好好地去理解這樣的身體構造，對於要矯正脊椎歪曲而言是一件非常重要的事。然後，為了要讓肩胛骨與骨盆都在正確的位置上，左右平均地使用雙手雙腳也是非常重要的事。除此之外，利用像這樣的身體構造、合作關係，再配合上手臂與腿部的伸展操，就可以讓肩胛骨往脊椎的上側靠攏，讓骨盆往脊椎的下側靠攏，而且也就能矯正脊椎的歪曲。

骨盆、肩胛骨歪掉的話，脊椎也會變歪

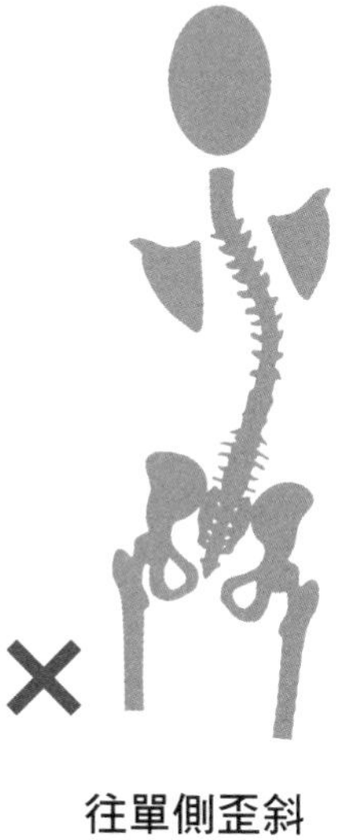

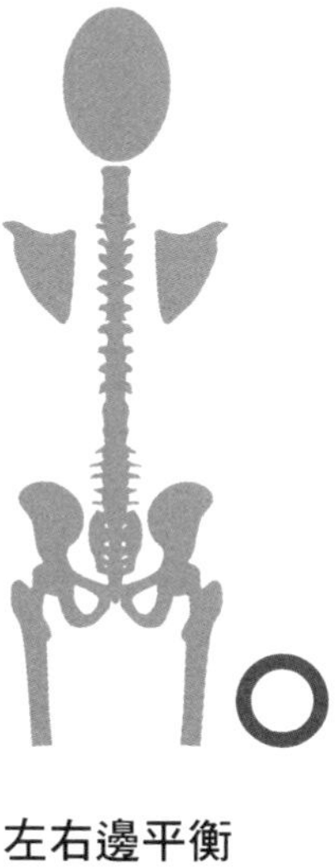

脊椎為神經的通道

脊椎一旦歪掉，神經便會受到壓迫，出現身體不適！

在受脊椎保護的脊髓之中，會有很粗的神經束從中通過。脊椎是由二十六塊小骨頭像疊積木一樣堆疊而成，而神經則是從這一塊一塊骨頭之間的空隙延伸到全身。

脊椎一旦歪掉或是擠在一起，從骨頭之間延伸出的神經就會受到壓迫，因而干擾了訊息的傳導。

脊椎從上至下分成了頸椎、胸椎、腰椎、薦椎、尾椎這五個部分。

哪個部分歪掉了？哪個神經受到壓迫了？所顯現出來的症狀都不一樣。

例如：頸椎歪斜的人會出現腦、眼、耳、鼻、喉、臂等等的不良影響。如果是胸椎上方歪斜的話，則會影響到呼吸器官與循環器官的健康；胸椎若是正中間以下的部分歪斜的話，則是影響到消化器官的健康。腰椎歪斜的話有害泌尿器官；薦椎歪斜則是有害生殖器官。

在這些部位之中，**頸椎與腰椎特別容易受到因歪曲所造成的壓迫**。受頸部痠痛、腰痛之苦的人，大多都是因為頸椎與腰椎受到壓迫。

頸部歪斜的話，就容易罹患失智症！

往腦部延伸的神經會由頸椎的上側延伸出去。所以，**一旦頸椎的上側歪曲，神經受到壓迫的話，就容易罹患高血壓**、**心血管疾病**、**失智症**。在與腦部進行訊息交換時，同樣會受到干擾，變得不順利。所以在記憶或回想事物時也會變得非常吃力。

而頸椎中間，有通往眼睛、鼻子、耳朵的神經從這裡往外延伸。**頸椎中間歪斜而擠在一起的話，就會容易引起白內障、青光眼、鼻炎、鼻竇炎、耳鳴、眩暈。**

傳導至手臂與手掌的神經則是從頸椎的下側延伸出去。**頸椎下側受到壓迫的話，手臂或手腕便會無法施力，產生手麻的症狀，而讓人困擾不已。**

傳導至腳部、生殖器官的神經則是從腰椎延伸出。脊椎歪斜而**使得腰椎受到壓迫的話，就會造成排泄（大小便）困難、腰痛、坐骨神經痛、膝蓋痛、婦科疾病（子宮肌瘤）等。**

脊椎整復之後姿勢就會變優美！肌膚也會變得美麗動人！

另外，腹部是腰部的鏡子。特別是脊椎下側的**腰椎歪斜，並且受到壓迫而萎縮的話，下腹部就會凸出，形成小腹**。反之，如果腰椎伸展開來的話，腰圍就會變細。

而且，若是因為脊椎歪曲，而使得與脊椎相連的**骨盆以及肋骨之間變窄的話，內臟器官的功能也會變差**。所以總是造成胃下垂或是覺得胃痛、造成便祕。而且也因為容易累積宿便，所以讓下腹部凸起，肌膚也會變得粗糙暗沉，出現一大堆壞影響！

脊椎整復之後，就能夠一口氣消除這些各式各樣的不適情況，也能夠同時獲得健康與美麗。

現代人的脊椎岌岌可危！

腦部機能下降的原因

脊椎是支撐我們身體的根基，是健康的中樞。所以才會希望脊椎不要歪斜，也不要向下擠壓，能夠經常保持好的狀態、好的位置。不過非常遺憾，**現代生活中處處都是會對脊椎造成不良影響的事**。如果沒意識到「脊椎的健康」，什麼都不在意的生活下去的話，脊椎就會漸漸歪斜，漸漸向下擠壓。

就像在第60頁中說過的一樣，**脊椎與腦部是相連在一起的。如果脊椎歪斜、往下降的話，腦袋的運作肯定也會停擺。反之，如果在生活之中都有意識到脊椎的健康，這樣的生活方式也就會連結到「活化腦部」**。在這裡，我們要先來談談造成腦部機能下降的原因。

原因1 因為老化所以使脊椎往下降

在健康檢查中進行身高測量時，經常會聽到「變得比年輕時還矮！」。那是**因為重力的影響，而使脊椎往下降**。

脊椎是由好幾塊小骨頭連接在一起所構成。然後，每一塊骨頭之間都夾著具有緩衝作用的軟骨，稱為椎間盤。因為椎間盤很軟，所以只要身體變成直立的姿勢，椎間盤就會因為重力而被壓扁。

所以不論是誰，早上起床後立即測量的身高，與晚上睡覺前測量的身高都會有落差。一般而言，**早上起床後會是一天中身高最高的時候**。由於白天是以身體直立的姿勢進行活動，便會因重力的影響而擠壓椎間盤，所以身高到了晚上就會變矮。

受到擠壓的椎間盤，會在人類躺下就寢的這段時間內從重力中獲得解放，回到原本的狀態。

因此，隔天早上醒來之後，身高就又會變高了。

由於椎間盤在年輕的時候還很有活力，充滿彈性，所以即使到了晚上變矮，但隔天早上就又會變回原本的身高。可是，人在年過四十之後，椎間盤也會跟著老化，變得不再有活力，而難以回到原本的狀態。因此，早上起床之後縮水的身高再也回不去了，所以才會變成「老了之後身高就縮水！」。

若想要讓往下降的脊椎回到原本的狀態，那麼在夜裡好好睡上一覺便是非常重要的一件事。**椎間盤受到擠壓之後，通過脊椎中間的神經、由背部延伸至全身上下的神經也都會受到壓迫，結果就干擾到通往腦部的神經傳導。**

反之，只要能夠將因重力影響而縮水的身高拉長（回到原本的身高），這樣一來神經的傳導就會變順利。晚上進入熟睡狀態之後，隔天早上腦袋變得神清氣爽，就是因為這個原因。

原因2 背部左右邊的肌肉不平衡

若是沒有平均使用左右邊的肌肉，脊椎就會歪斜。

比起使用左手，右撇子的人幾乎都是使用右手在做事，所以經常動到右邊肩胛骨周圍的肌肉。肩胛骨經常在活動，就代表周圍的肌肉長時間處於緊繃的狀態。肌肉變得緊繃代表著肌肉處於收縮的狀態。由於肌肉與脊椎相連在一起，所以收縮的肌肉會去拉扯脊椎，所以就讓脊椎也跟著歪掉了。

也就是說，**右撇子人的脊椎大多都是呈現向右拉扯的歪斜狀態**。

運動選手的背部就可以很明顯地看得出左右邊肌肉不平衡。例如：高爾夫球、棒球、網球、保齡球選手等等，由於他們都重複往同一方向用力揮動手臂的動作，所以他們脊椎歪斜的風險會比一般人更高。

除了運動選手之外，有些工作也無法避免背部肌肉出現左右不平衡的情況。例如：計程車司機要收坐在後座的乘客遞來的車錢、並將找零的零錢遞給乘客，經常都要將身體往同一個方向扭轉。美容師、牙醫等職業，也因為經常使用會造成左邊或右邊身體負擔的姿勢，所以他們的脊椎也很容易歪斜。

在本書後面將會詳細談論脊椎歪曲造成的不適。脊椎一旦歪斜，全身上下會出現各式各樣的不適症狀。而且末梢的血液循環也會變差，所以就容易感到手腳冰冷或無力。當然了，不僅影響手腳的血液循環，運送氧氣與養分至腦部的血流也會變得不順暢。結果，就會使**腦袋處於營養不足的狀態之中，便無法充分地發揮腦力。**

原因3 過度使用電腦、智慧型手機

電腦與智慧型手機都是現代生活中不可或缺的電子產品，應該有很多人「沒有智慧型手機，就活不下去」吧。

電腦與智慧型手機的確是很方便的工具，卻會帶給脊椎非常不好的影響。**沉迷於使用電腦或手機時會導致駝背，而使脊椎歪斜。**

人類頭部的重量據說約為四～六公斤。靠雙腳行走的人類在將身體直立起來的這段時間，就都必須靠著脊椎來支撐這份重量。然後，一旦頭部的位置偏離身體的軸心，便會加重對於頸部或是脊椎的負擔。

根據脊椎外科專科醫生的試算，低頭的姿勢對於頸部造成的負擔約為三十公斤。而且，長時間持續低頭姿勢的話，頸部就會維持在前傾的狀態，脊椎的S形曲度（參考第64頁）就會消失，而形成「烏龜頸」。一旦變成了「烏龜頸」，不僅會造成肩頸痠痛，**頸部之間傳導的神經也會受到壓迫，而出現頭痛、眩暈、手麻、手臂僵硬不易活動等等的症狀。**

除此之外，我們的雙眼可以說是腦袋的一部份。對於作為腦部的一份子的眼睛來說，**電腦或智慧型手機的液晶螢幕都會造成雙眼極大的負擔，而這個負擔又會造成腦袋的壓力。**

原因4 因為駝背而無法深呼吸

每天長時間使用智慧型手機的現代人類，**大多數都有駝背的現象。**另外，日本人的壓力表現有個特徵，那就是容易出現腸胃問題。**胃一旦變得虛弱無力，便會導致胃下垂，背部就會受胃部拉扯而弓起，形成駝背。**

駝背的姿勢會使胸廓（包圍在脊椎與胸骨之間的部分）不易伸展開來，所以使得呼吸變淺。

駝背的人大部分都因慢性肩頸痠痛而困擾不已，想必一開始的時候他們就有呼吸變淺的情況。

順帶一提，人際關係的壓力、飲食過度、失眠，還有穿高跟鞋或是緊身的內衣褲，都是使呼吸變淺的原因。

另外，一旦習慣了駝背姿勢，肋骨就會變得比原本應該在的位置還要低。**一旦肋骨往下降，呼吸時要用到的肌肉便無法正常地作用，也就無法吸入足夠的氧氣。**

腦部要利用氧氣來生成活動時的必要能量，若要使腦部活躍地運作，那就必須要有充足的氧氣。**腦部缺氧之後理所當然會忘東忘西，也會記不住事情。**

原因5 腸胃下垂

每個人在上了年紀之後，臉頰或眼皮都會下垂。這是因為隨著年紀的增加，肌肉的力量減少了，所以才會不敵重力的影響。由平滑肌所構成的內臟器官也是一樣，所以**腸胃等內臟器官才會隨著年紀增加，而漸漸地往下垂。**

過度飲食並不是一件好事。**若是腸胃裡頭裝了太多的食物，這些食物的重量就會把腸胃往下拉扯。此外，壓力也會導致內臟器官下垂。**

腸胃一旦下降，變得比原本應該在的位置還要低的話，便會因為這個重量的影響而拉扯到脊椎，使得脊椎變歪。

另外，腸胃一旦下垂了，腸胃的重量就會壓開骨盆，造成骨盆歪斜。正因為骨盆有確實地關上，所以脊椎才會穩定在正確的位置上。所以**若是不小心讓骨盆打開來的話，脊椎就會越來越往下降。**

就像在第68頁說過的一樣，「脊椎是連接骨盆與肩胛骨的鎖鏈」。如果骨盆或脊椎下降，肩胛骨的位置當然也會變低。而且肋骨或周圍的肌肉也會一起下降，使胸部也跟著下垂。

顳顎關節同樣也與脊椎連接在一起，因此當**脊椎下降之後，嘴角的肌肉就會被往下拉，所以才會變成「沒生氣卻板著一張臭臉」**。

所謂的年輕，在於「高度」。骨骼低於原本應該在的位置，就代表不再年輕。也就是說，只要讓骨骼回到正確高度的位置上，不論姿態還是表情都可以變年輕。

藉由整復伸展操來活化腦部

做瑜珈或氣功的目標是活化腦部

說到「伸展操」，我想應該很多人都認為是運動前的暖身運動，或是運動後放鬆肌肉的緩和運動。不過，由本人所指導的脊椎整復伸展操，是可達到最大程度的緩和放鬆法。

在閱讀本書的各位讀者之中，也許有些人是因為「想要擁有更輕盈柔軟的身段」、「想要變得更健康」，或者是「想要變苗條」，所以才來學習瑜珈或是氣功的吧。瑜珈與氣功被視為可讓身體變健康的方式，受到廣大的歡迎。不過，**其實不論是做瑜珈還是氣功，最終目的都是在於活化腦部。**

提到瑜珈，大多數人的印象都認為就要做出各式各樣的姿勢。但瑜珈的本質其實是在於冥想。冥想具有提高集中力、使身心暢快舒爽、淨化腦袋等等各式各樣的功效。不論古今中外，瑜珈都備受人們的歡迎，讓全世界的人都來挑戰它。

但是不管再怎麼學習，脊椎歪曲、腦袋疲憊的現代人還是沒辦法做好冥想。

在第50頁的「檢視腦袋的危險度」中，曾介紹過五分鐘的冥想。我想，對於沒做過任何訓練的人來說，閉上雙眼進行短短五分鐘的冥想應該不太容易。大概會不小心打盹，或是不小心就腦袋放空了吧。

本書中介紹的脊椎整復伸展操，是以活化腦部為目的，並以瑜珈與氣功的想法為基礎所編出的伸展操。比起冥想更容易實踐，可使腦部確實放鬆，達到活化腦部的作用。

進行這套伸展操之後，那些因重力或是年紀增加的影響而下垂的內臟器官，就可以回到原本應該在的正確位置上。另外，還可以修正左右邊不平衡的肌肉，所以可以矯正受緊繃肌肉的拉扯而歪曲的脊椎，讓脊椎得以伸展開來。然後，**神經的傳導也會變得更順利，進而改善流向腦部的血液狀況。**

另外，利用伸展操來改善歪曲的脊椎，並且矯正好駝背，如此一來肋骨也會完全伸展開來，呼吸肌也就可以好好地發揮作用。因此，身體得以**自然地進行深呼吸，腦袋便能接收到滿滿的新鮮氧氣，也就可以徹底發揮出原本擁有的力量。**「忘東忘西的，讓人好在意」、「最近的記憶力很差」等等，因腦部老化而深受困擾的人，請務必嘗試一下脊椎整復伸展操。

因為年紀增加或是生活習慣，手腳縮回了軀幹！

伸展操不僅對於腦部可發揮作用，對於全身上下當然也會發揮出驚人的效果。

伸展操會矯正以脊椎為首的全身骨骼，消除肌肉的僵硬緊繃，所以就能夠改善全身的痠痛。

而且，下降的骨骼也會回到正確的位置上，所以內臟器官同樣會回到應該在的位置，並好好地運作。

在第75頁中提過「一上了年紀，身高就會縮水」。人類一上了年紀，頸部、手臂、腿部等所有部位都會縮回軀幹內。那些縮回身體裡的部分，都經常處於受壓迫的狀態，所以**血液或淋巴液的流動會變差，導致身體感覺到不適，或使運動神經變得遲鈍。**

脊椎整復伸展操可將縮回身體內的頸部、手臂、腿部等部位拔出來，對於解決身體的萎縮或是疼痛也都很有用。

身體得到「前後」、「左右」、「扭轉」這些動作，然後成長

世界上有各式各樣的體操或是鍛鍊法。每種體操或是鍛鍊法都有其方法步驟，有著各自不同的動作方式，但**基本上身體只有「前後」、「左右」、「扭轉」這三個動作**。然而只要整復了脊椎，這三個動作都會流暢得讓人驚訝。**全身上下變得更容易活動，那些因活動身體而出現的疼痛就會消失不見**。然後活動身體就不再是一件苦差事，便能過著更加活躍的每一天。

「前後」、「左右」、「扭轉」。人類自誕生之後，就會照著成長的流程，依序獲得這三個動作。

當人類還在胎兒時期，便會在母體內將身體捲成一團，輕飄飄地浮著，把脊椎微微地往前捲曲、向後挺。當胎兒要通過產道，降生到這個世界時，就會將身體用力向後挺。然後，等到出生之後，便會變成俯臥姿勢，積極地將脊椎向後挺。而這就是「前後」的動作。

接著，出生大約半年之後，就會開始揮手踢腳。這是雙手雙腳的「左右」動作。在這個時期也開始學習坐立，等到坐得穩之後，身體就可以漸漸做出「扭轉」這個動作。

像這樣**歷經「前後」、「左右」、「扭轉」這三個步驟之後，便逐漸完成人類的身體**。反之，人類要是生了病，或是要迎接壽終那一天的到來時，就會以同樣的順序漸漸失去身體的行動能力。

生病的人，身體一定歪斜！

一旦生了病，身體就會先歪斜。就本人三十年以上的教學指導經驗來看，**生重病的人身體一定已經歪斜**。身體的歪斜到達極限後，就會容易引起發炎。

例如：頸椎歪掉的話，會容易引起口腔潰瘍。若是胸椎歪斜，則會引起胃炎；腰椎歪斜則是引起膀胱炎。而身體裡歪斜情況最嚴重的部分，則有可能會出現腫瘤。

在生病的前期，前後的動作會變得不順暢。再來是左右的動作會受到限制，最後才是扭轉身體的這個動作。實際上，病況越是嚴重的人，越有身體歪斜的傾向。

鬆弛肌肉、矯正骨骼之後，就可以讓腦袋放鬆

為了要控制身體的活動，所以頭腦總是在進行運作，但是頭腦卻無法控制自己的健康。那麼，如果要讓頭腦變得更健康，應該要怎麼做才好呢？

對於頭腦的健康而言，或是為了讓腦袋可以好好進行運作，最需要的就是放鬆。而為了要讓頭腦放鬆，靠自己能辦得到的就是做伸展操。

在脊椎整復伸展操中，具備了矯正脊椎歪曲、消除肌肉的緊繃、可進行深呼吸，這三項絕佳的效果。而這三項效果，均與放鬆腦部，也就是腦部活化有關聯。

最強的腦部活化藥是「放鬆」

腦部訓練、活化腦部是現代的潮流

「鍛鍊腦袋的方法」、「讓腦袋重返年輕的訓練法」、「有益於頭腦的生活」等等，活化腦部的熱潮在這幾年持續風行。從雜誌、書籍、電視節目等等，都能夠獲取關於腦部的各種資訊。光是這些，或許就有**許多人實際感受到「腦部的疲憊」或「衰退」吧**。

人類的腦部構造，大致上可以區分成三個部分。在日常生活中所聽到的腦部相關話題，絕大部分都是與這三個部分之中的新皮質有所關聯。

頭腦有如人體中的指揮塔台，職責在於使人類生存下去。腦部的構造如第94頁中的圖解所示，為三層結構。腦部最深處的部分為「腦幹」，從最古老的時代開始便已存在。其次發展出的是「邊緣系統」，最後才是發展「新皮質」。

以生物進化的過程來看，腦幹早在爬蟲類時代就已經存在了。**腦幹掌管心臟的跳動、呼吸、血液循環、維持體溫、分泌荷爾蒙、繁殖等等，維持生命或活動的必要機能**，所以也被稱為「生命腦」。

另一方面，位於腦幹上方的**邊緣系統，則是在哺乳類進化的階段時才發展出來的。掌管著食慾、性慾等動物本能、記憶力以及愉快／不快（喜惡）等情緒。**因為邊緣系統是為了讓生物可以盡情、恣意生存的部分，因此被稱為是「動物腦」。

頭腦的三層構造

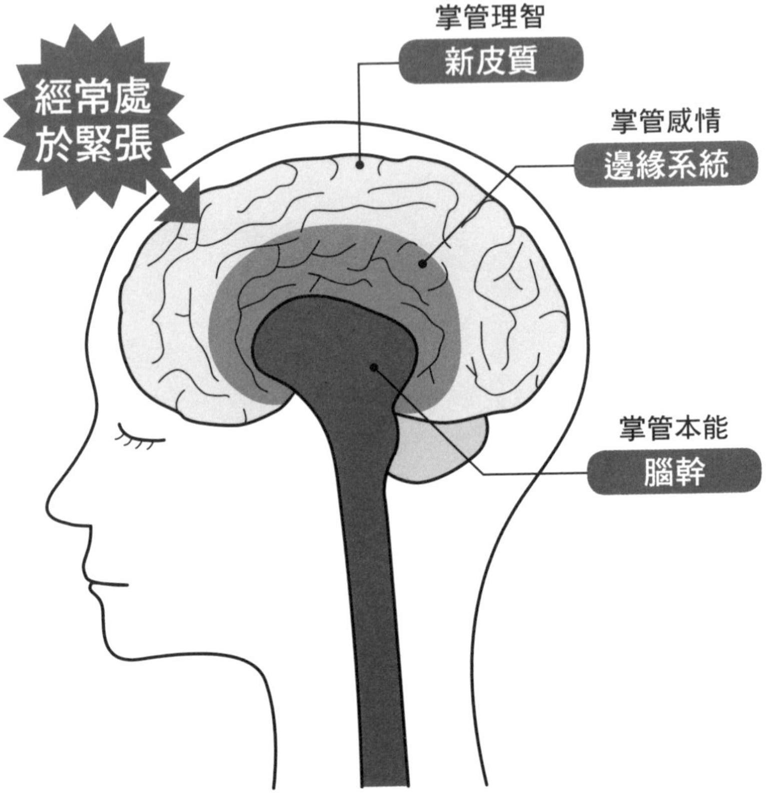

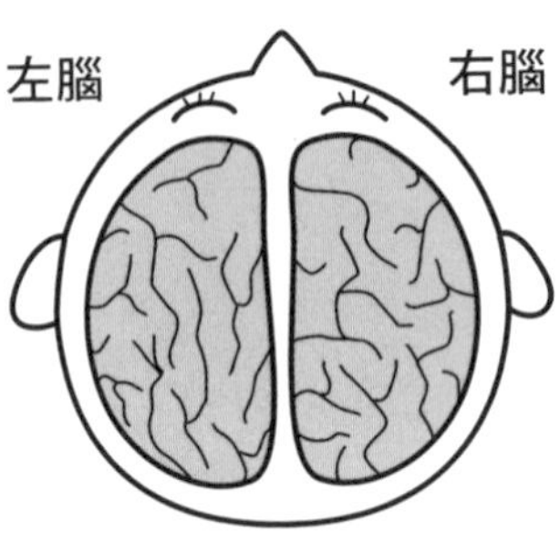

・支配身體的右側
・在進行理論性的思考時會活躍運作

・支配身體的左側
・在繪製藝術性的圖畫、聆聽音樂時會活躍運作

偏重於新皮質的現代生活。我想要讓腦部的運作更平衡！

位於腦部三層結構的最外層部分，就是一開始說過的「人類腦」——新皮質。**進行思考、使用語言、判斷狀況、擁有抱負與熱情、發揮創造力等等，使我們可以活得像個人類一樣，聰敏又靈巧地生存下去，這時所使用到的部分就是新皮質。**人類能夠不同於其他動物，發展出各自的文化以及創造出文明，都是拜新皮質所賜。

另外，從腦袋的正上方往下看，我們將右側稱為右腦，左側稱為左腦。右腦控制身體的左半部分，左腦控制身體的右半部分；一般來說左腦被稱為理性腦，右腦被稱為感性腦。

不管是自然界還是人類的身體，最重要的事情就是「維持平衡」。就像肌肉左右邊不平衡就會導致脊椎歪斜，**腦部的三層結構以及左右腦也都是因為維持著良好的平衡在運作，所以才能使身體與心靈都過著健全的生活。**

但現代社會的生活卻失去了平衡，在腦部的三層結構中，就**只有新皮質處於興奮的狀態。身為生物的人類為了能健康生存下去，因此必須要讓腦幹好好地進行運作。然而，這樣的現代生活卻抑制了腦幹的運作機能。**

請各位回想一下自己一整天的生活。你的腦袋是不是從早到晚都幾乎在思考著事情呢？根據不同的情況，有時候那些思考過的事情在睡著之後依舊在腦海裡揮之不去，結果就導致做惡夢或是產生夢魘。腦袋的興奮與緊張一刻也無法消除，有這樣情況的人應該不在少數吧。

腦部為了調節、控制身體，所以經常是運作中的狀態。不過我還是要再重複一次——非常遺憾，頭腦並無法自己控制自己。所以對於腦部的健康而言，最好的方式就是緩和腦部的緊張，讓頭腦放鬆下來。只是，放鬆這件事情並不是光想就能辦到。

最有效的緩解腦部緊張的方法就是做伸展操。**藉由伸展操來消除肌肉的緊張以及矯正脊椎的歪曲之後，與脊椎直接相連在一起的腦部就可以消除掉緊張，並且放鬆下來。**

整個頭腦都放鬆了，才能使運作受到抑制的腦幹活化起來。也就是說，要是頭腦**無法得到放鬆的話，身為生物的人類就無法進行確切且必要的腦部活化。**

我常常將位於腦部最外側的新皮質比喻成安全帽。然後我要告訴各位「如果想要變健康、想要讓身心都調整到更良好的狀態，那**首先就要脫掉腦袋的安全帽，來聽聽身體的聲音」。**

最簡單、最有效脫掉腦袋安全帽的方法，就是做脊椎整復伸展操。

頭腦放鬆了，情緒也會穩定下來

年過四旬就感覺得到心緒整理過後的好心情

做伸展操讓頭腦放鬆下來之後，便可以進行深呼吸，讓心情緩和、平靜下來。說不定**脊椎整復伸展操最大的魅力，是對於心靈所產生的效用**。在我的教室中，也有許多學員對於「原本的目的是要整復身體而已，卻連心靈都一併療癒了」感到很開心。

其實，都是四十歲以上的人才會實際感受到心緒整理過的好心情。當然了，藉由伸展操來整復脊椎之後，就會讓腦袋變得清晰，不再痠痛了，身體也就輕快了起來。**但正因為是人生歷練豐富的成年人，所以才會體會到「藉由身軀就能治癒心靈」的精髓所在**。只要體會過一次這種暢快的好心情，不論是誰都會深深地迷上它。因為這樣，所以我的伸展操教室的學員回鍋率才會這麼高。

療癒心靈的伸展操當然可以在家裡進行。不過，倒不如說我更**希望各位都能夠在家裡持之以恆進行**。由專業人士來進行整脊治療的話，是能夠輕易地矯正歪曲的脊椎，但並不可能每天都這麼做。**各位務必要做到的，就是將脊椎維持在正確且協調的狀態。重要的是當天歪曲的脊椎，就要在當天靠自己重整回來。**

緊繃的脊椎或肌肉都會產生負面的情緒，並出現負面的表情或是姿勢。每天都要進行伸展操，不將肌肉的緊張或是負面的情緒帶到隔天。這可以說是四十歲過後的大人的修養。

來「訓練」放鬆吧

休息與放鬆是不一樣的！

按摩、足部反射按摩、指壓等等，街道上隨處可見提供抒壓服務的店家。但是，真正的深度放鬆並無法在這些地方獲得。**休假的日子裡，就在家裡隨意一躺，看個電視……。這樣做並不是真正在放鬆，只是休息而已。**

所謂真正的放鬆，指的既不是清醒也不是沉睡狀態，而是介於這兩者之間的第三狀態。有一些方法可以達到放鬆的狀態，其中代表性的方法應該就是冥想或禪坐。只是，想靠著冥想或禪坐來達到真正的放鬆，可不是件輕鬆容易的事。但如果是**做伸展操的話，就能夠簡單地達到放**

鬆狀態。

我想，各位至今的人生，應該都是不停地重複著「訂立下一個目標，然後努力做到」。但是，努力拼命就等於是緊張的狀態。一直保持緊張的狀態就會疲倦，所以才無法長久持續下去。如同噴水池的水到達頂點之後就會往下滴落，**努力拼命也必定會有力竭的那一刻到來。**

另一方面，放鬆則沒有終點。它能無限的加深和提升。二、三十歲時過著全力以赴、持續努力的這種生活也不算差。只是四、五十歲過後就要開始進行鍛鍊，讓身體感受到真正的放鬆。

對於身體、心靈，還有腦部。真正的放鬆帶給各位的功效之多，讓人數都數不清。

隨時隨地都能做！
靠著手指來伸展腦部

動一動直接連結著腦部的手指，就能消除腦部的緊張，腦袋就能變得更靈光。工作時的空檔時間或是想要舒緩緊張的時候，無論何時何地都來做一下手指伸展操。

雙手十指緊握

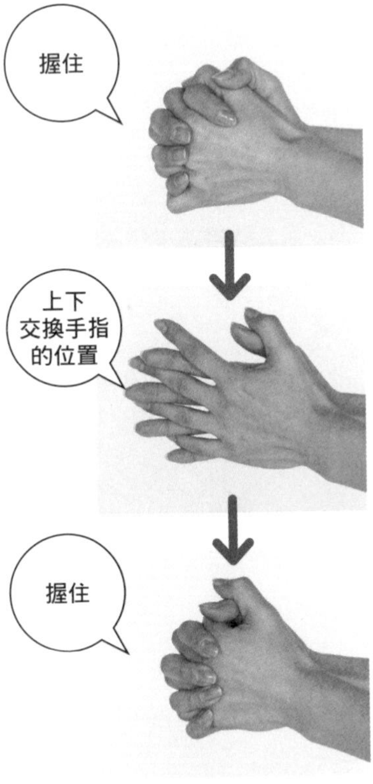

❶ 先將雙手合十，再將雙手的十指交互緊握。

❷ 伸直十隻手指，快速地上下交換位置。如果一開始握住的時候是左手大拇指在上，接下來就要換成右手大拇指在上。像這樣子互握就可以了。

❸ 手指的位置交換好之後再緊握。有節奏地重複三十六次動作❶～❸。

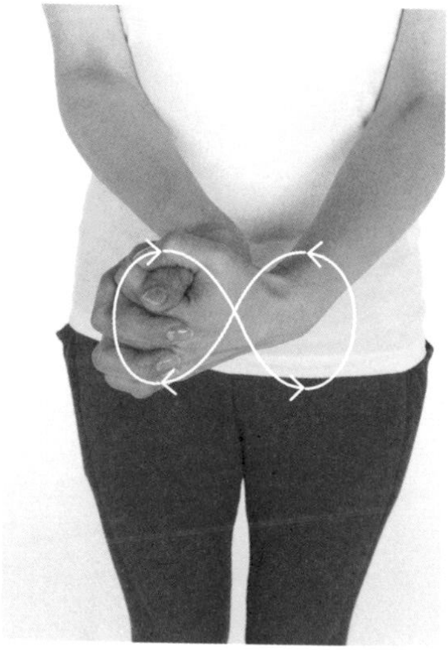

雙手緊握，以8字形繞轉。

雙手緊握著在空中繞轉，像在畫8字形一樣。盡可能不要動到手肘或手臂，確實地將手腕繞轉二十秒。接著上下交換手指位置，重新握好之後再同樣以8字形來繞轉。

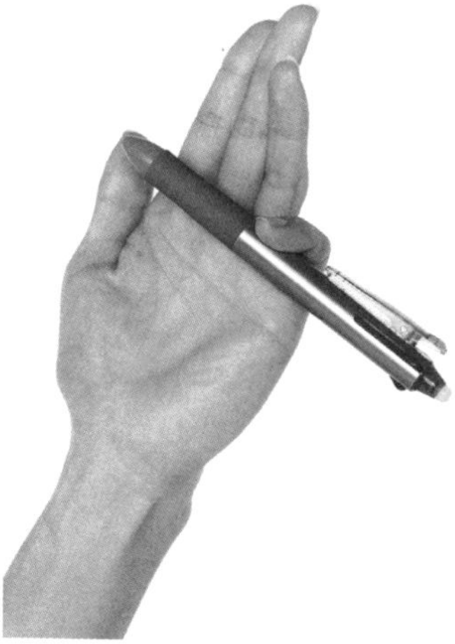

用小拇指拿筆

整體而言，小拇指的動作不靈活、沒辦法照著意志來活動小拇指的人，他們的腦袋應該都已經變得遲鈍了。我們要來練習只用小拇指拿著筆，讓小拇指確實地活動。這時的鍛鍊訣竅，就是盡量不要將無名指向下折。可在工作或是讀書的空檔時間，平均地鍛鍊左右邊的小拇指。

繞手指

❶

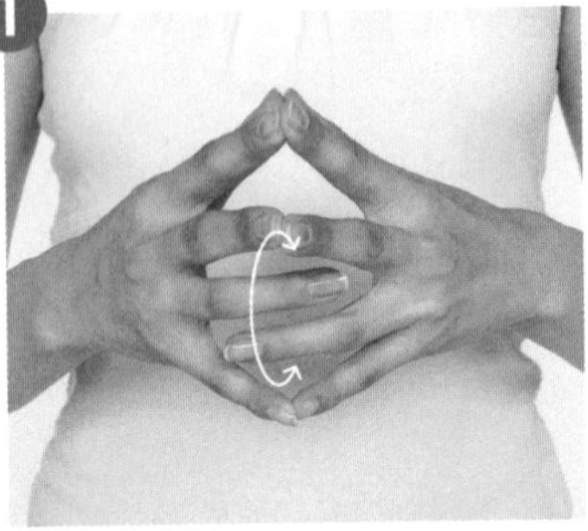

將雙手十指互相抵住。左右手的無名指保持節奏互繞，讓這兩隻手指碰不到彼此，向前、向後各繞十次。

❷

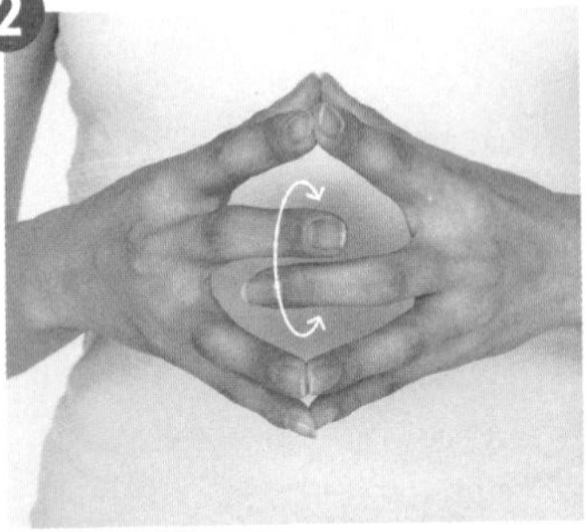

跟動作❶一樣的要領，有節奏地互繞中指。

中指伸展操

❶

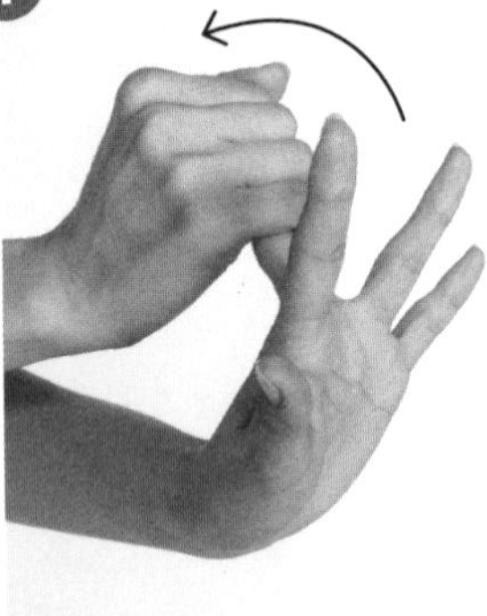

中指，是與脊椎產生共鳴的手指。做一做中指伸展操的話，也有達到伸展脊椎的效果。一手握著另一隻手的中指，盡可能將手指向身體這一側扳動。維持八秒鐘。另一隻手也同樣這麼做。

❷

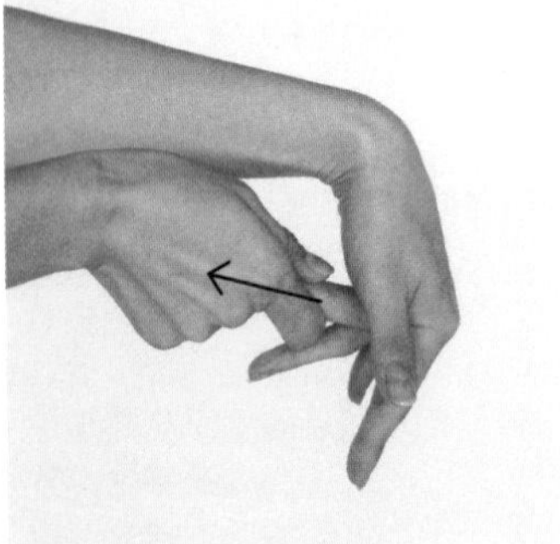

手腕向下彎，讓手掌心朝著自己的方向。用另一隻手握住中指，將中指往身體這一側拉，進行伸展。維持著這個動作，持續八秒鐘。另一邊也同樣這麼做。

PART 3

整復脊椎的優點

藉由伸展操來整復脊椎之後，不僅能讓腦袋充滿活力，就連肌肉痠痛、疼痛、內臟器官的不適都能有所改善！只要治療好歪斜或下降的脊椎，也就能解決「容易變胖」、「血壓太高」、「睡不著覺」、「焦慮不安」等等，這些年過四旬後逐漸出現的身心方面的煩惱。

優點1

痠痛、疼痛都消失了

會感到痠痛或疼痛，就代表那部分的肌肉是緊繃僵硬的。

當感覺到「頸部痠痛」、「背部的肌肉緊繃疼痛」時，我們會繞轉頸部，或是伸個懶腰。這些都是身體下意識的動作，是為了要讓緊繃僵硬的肌肉放鬆下來。

繞轉頸部或肩膀，或是伸個懶腰之後，當下的確會覺得舒服多了，也會覺得痠痛或是疼痛感減輕了。不過，這些動作都只是治標不治本的權宜之計而已。

而脊椎整復伸展操，卻可以針對引起痠痛或疼痛的骨骼與肌肉產生直接的作用。以伸展操活動身體之後，便會舒緩肌肉的緊繃，因肌肉緊繃而受拉扯的骨骼也會回到正確的位置上。

當人類在忍耐、全力以赴、壓抑自己的情感時，肌肉會倏忽地變得緊繃。也就是說，**肌肉會緊繃僵硬、產生痠痛，都是因為精神上的緊張或壓力所造成**。一旦壓力造成肌肉緊繃，腦細胞也會瞬間變緊張。而腦部一旦緊張起來，就會使得肌肉變更緊繃，肌肉緊繃所以造成脊椎歪斜——結果造成了這樣的惡性循環。

能打破這個惡性循環的方式，就是脊椎整復伸展操。可以讓鎧甲般堅硬的緊繃肌肉變得鬆弛柔軟，並且具有徹底釋放腦部壓力的效果。

優點2

瘦身功效

「做伸展操真的能瘦身？」、「要做激烈的運動才能燃燒脂肪吧？」如果你是這麼想的話，那請試試看第15頁起介紹的基本流程。

當你做完伸展操之後，手腳有沒有變得比進行伸展操之前還要暖和的呢？新陳代謝良好的人，身體或許就會出一些汗。

身體變得暖和，並且能發出汗，這就是血液循環變好的證據。「血液循環變好」代表「促進新陳代謝」，也就代表「脂肪變得更容易燃燒」。也就是說，**伸展操能將身體改造成更容易消耗脂肪的狀態。**

除此之外，若要燃燒體內多餘的脂肪，氧氣也是必備的條件。養成做伸展操的習慣之後，**自然就能夠進行深呼吸，身體也就能夠充分吸入燃燒脂肪所必要的氧氣**。反之，如果是「連喝水都會胖」、「飲食控制了還是瘦不下來」之類，這些人毫無例外都是淺呼吸一族。

要達到瘦身並不需要做激烈的運動。做激烈的運動卻又半途而廢的話，會使呼吸變得紊亂，導致氧氣量不足，反而只會變成更不容易燃燒脂肪的體質。

四十歲過後若是想要瘦身，最適合的方式就是進行讓身體變得可深度呼吸、容易燃燒脂肪的伸展操。

實際上，有許多學員僅僅做六十分鐘左右的伸展操，就減輕了1～2公斤的體重。

優點3
改善高血壓

二十多歲的年紀即使沒有做特別的保養，不論是誰，肌膚都一樣會水潤彈嫩。而年過四十之後的肌膚容易變得乾燥，是因為人類的身體會隨著年紀的增加而失去水分，漸漸變得不再柔嫩。

身體裡面的血管也是同樣的道理。即使是身強體健的人，血管在上了年紀之後一樣會失去柔韌而逐漸硬化。血管變硬的話，血液就會變得難以流動，所以心臟會「為了讓流動困難的血液進行循環」而強力跳動，造成血壓上升。

放任高血壓不管的話，就有可能會造成動脈硬化，或是引起心血管疾病、心臟病等攸關性命

的疾病。

藉由矯正脊椎的歪斜、釋放緊繃的頸椎，脊椎整復伸展操不僅能使頭腦變得清晰明瞭，還具有讓血壓趨於正常狀態的效果。

利用伸展操來整復脊椎，便能改善身體的血液循環，所以血壓也就自然地降低。另外，在高血壓的人之中，有許多人都因為駝背而造成嚴重的肩膀痠痛，而這些人的頸部或手腕也都很僵硬。**利用伸展操來讓頸部、手腕變柔軟，以及矯正駝背，這些也都關係到高血壓的改善。**

另外，一旦疲乏勞累、焦躁不安，或是生氣發怒，都會造成血壓急速上升。**當你感到疲憊、焦躁、生氣時，請利用伸展操來整復脊椎。**上升的血壓很快就會降低，並且穩定下來。腦袋和心靈也會放鬆，如此心情就能變得舒坦暢快吧。

優點4

改善失眠

「年輕時只要一躺下來就會立刻睡著，可是最近卻很難入睡」、「好不容易睡著了，但半夜裡卻一直醒來，都不能熟睡」。

像這樣年過四旬之後因失眠而感到困擾的人越來越多了。

稍後我再詳細說明這個情況。**「睡得香甜」對於矯正脊椎而言是一件非常重要的事。**

在就寢的這段時間內，身體會修復損傷的細胞、燃燒脂肪。腦內也是一樣的情況。頭腦會在深度睡眠時，排泄掉白天裡囤積下來的老舊廢物。也就是說，由於睡眠不足會讓腦部堆滿廢物，因此失眠對於頭腦會造成非常不好的影響。

大多數「經常睡不好」的人，他們右邊的背部都是腫脹的。

右邊背部腫起來，就代表沒有平均使用兩側的身體，也是毫無節制使用右手臂等右側身軀的證據。

只要緩解緊繃的背部肌肉，就會消除背部的腫脹，也會改善脊椎的歪斜。同時，腦部會進入深度放鬆的狀態之中。**不容易入睡的人在睡前進行伸展操的話，應該就可以很快地直接入睡。**

此外，因為做了伸展操之後而得以進行的深呼吸，也會在睡著的這段時間內自然地持續進行，所以半夜裡不會再醒來，就能夠睡得香甜，一夜好眠。

優點5

維持良好的荷爾蒙平衡

四十歲過後，人體的荷爾蒙會產生巨大的變化。與荷爾蒙的分泌有密切關聯的部分為腦垂腺。脊椎整復伸展操可讓整個腦部放鬆，因此也能調節有關荷爾蒙分泌的腦垂腺機能。**也可有效改善因荷爾蒙失調造成的更年期障礙的不適症狀。**

另外，骨盆的彈性會因為上了年紀而變差。**進入更年期之後開始變胖的人越來越多，正是因為骨盆的收縮能力變差的緣故。**

由於脊椎與骨盆是相連在一起的，所以整復脊椎的伸展操也能有效用於恢復骨盆的彈性。而且再配合上內收肌的伸展操的話，效果應該也很不賴吧。

內收肌發達的話，姿勢就會好看，也不容易變胖。

所謂的內收肌，指的是位於大腿內側的肌肉。**在人體站立、坐下、行走時，內收肌都發揮了很重要的作用，使骨盆處於穩定的狀態。**

除此之外，在整復推拿這個領域中非常重視內收肌，幾乎是將這個部位視為**脊椎的延長**。但現代人因為慢性運動不足，自然是過著極少走動的生活，所以內收肌的力量就減少許多。

內收肌狀態良好的人可以很容易固定住身體的軸心，所以身體的姿勢會好看，動作也會很流暢。此外，內收肌發達的人屬於不易變胖、也不易疲倦的體質。反之，當內收肌的力量變弱時，身體的軸心就容易偏離。姿勢與動作的協調性會變差，所以就算開始學習某種運動，也很難學得好。

內收肌也是生命力的象徵。例如：身強體壯的孩童，他們的內收肌會是非常發達的狀態；如果是體弱多病的孩子，他們的內收肌則是瘦弱無力，並不怎麼發達。

另外，一旦上了年紀，不管是男性還是女性，內收肌的狀態都會開始衰退。如此一來，就會造成腿部外側的負擔，使腿型變得有點O型。變成O型腿的話，會對膝蓋造成額外的負擔。**隨著上了年紀，越來越多的人抱怨膝蓋疼痛，其實原因也都是在於內收肌的力量變弱**。

此外，全身的骨頭都是通過脊椎而連接在一起的。因為形成O型腿會導致骨盆下移，並使脊椎與肩胛骨往下降，繼而連顳顎關節也往下位移，所以才使得臉部變成了大餅臉。所以，其實**只要矯正O型腿，一樣可以達到瘦臉的效果**。

進入更年期之後，內收肌會萎縮

不論是男性還是女性，到了更年期這個年紀之後，內收肌就會開始萎縮。**只要在這個時期調整好內收肌的狀態，不論男女都不會再因為更年期障礙而困擾**，也能解決男性在更年期之後經常感到困擾的性功能障礙。

走路、起身或坐下的時候，有意識地將身體的重量放在雙腳的大拇趾（腳的內側）上，如此便能訓練內收肌。當注意到的時候再來做這個訓練就可以了。

順帶一提，大腿也一樣與內臟的健康有密切的關聯。**一旦大腿前側變得緊繃僵硬的話，從胃部開始的消化器官都容易發生問題。**如果大腿前側僵硬緊繃的話，偶爾跪坐應該會有助於舒緩大腿肌肉的緊繃。

調整荷爾蒙平衡的內收肌伸展操

一進入更年期，每個人的內收肌都會衰退。內收肌可謂是生命能量的象徵，調整好內收肌的狀態之後，不論男性或女性都能夠減輕更年期障礙的症狀。另外，調整內收肌之後，骨盆也會變得更有彈性！不論是對於脊椎還是腦部，都會帶來良好的影響。

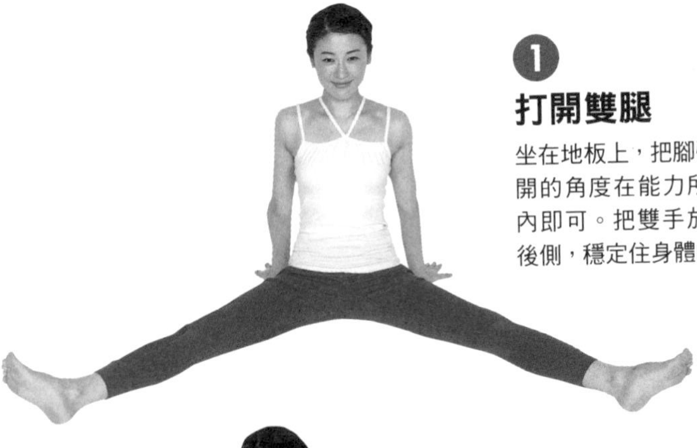

1 打開雙腿

坐在地板上，把腳張開。腳張開的角度在能力所及的範圍內即可。把雙手放在身體的後側，穩定住身體的姿勢。

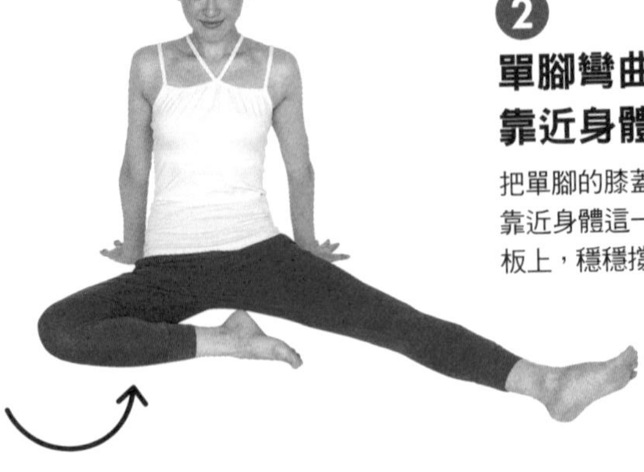

2 單腳彎曲，並拉靠近身體這一側

把單腳的膝蓋打彎，並將腳拉靠近身體這一側。雙手放在地板上，穩穩撐住身體。

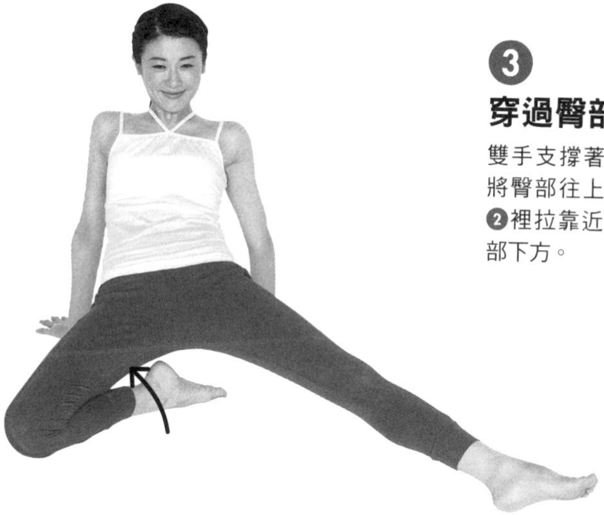

❸ 穿過臀部下方

雙手支撐著身體，輕輕將臀部往上抬。將動作❷裡拉靠近的腳穿過臀部下方。

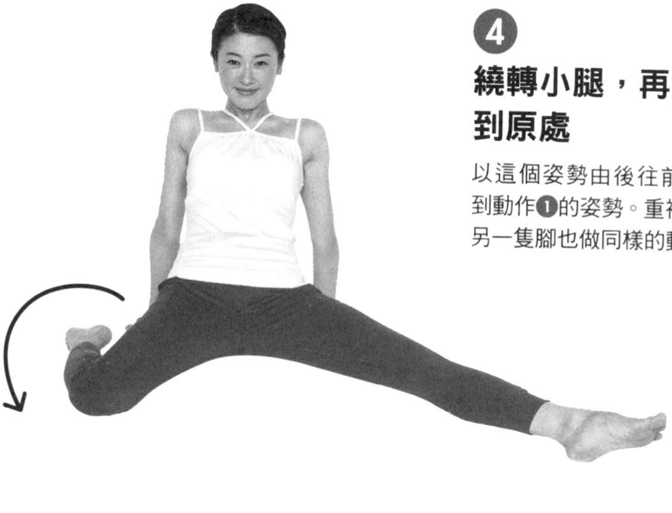

❹ 繞轉小腿，再回到原處

以這個姿勢由後往前繞，回到動作❶的姿勢。重複八次。另一隻腳也做同樣的動作。

優點6
消化負面的記憶

我的伸展操教室裡有各式各樣的學員來上課。有些人煩惱身體的問題，有人煩惱心靈的問題，有的人則是希望改變自己。然而，也有人在進行伸展操的中途突然哭了出來。

這個稱為「自律性解放」，是堆積在肌肉中的情感或記憶釋出的現象。

身為一個社會人，即使發生了討厭、不愉快的事情，還是會將它抑制下來，不讓這些事情外顯，繼續過著每天的生活。被別人刁難、捉弄時，明明真的很想哭，卻還要像個成熟的大人一樣笑笑的接受，或是假裝什麼事都沒有發生一樣，輕描淡寫地帶過。

但是這些**負面的情緒或是記憶，其實都會被存放於肌肉之中。當負面的情緒或記憶累積得越來越多，肌肉就會變得僵硬。**脊椎也就理所當然地歪斜，對於腦部造成的不良影響也是不計其數。不管是哪副身軀，都會**無法忍受繼續承擔這些負面的情緒或記憶，所以便會以「疾病」的形式來解放負面的情緒。**

進行伸展操之後，便能緩解僵硬緊繃的肌肉，並且一口氣將累積的負面情緒或記憶釋放出來。有人做了伸展操而開始哭泣，正是這個緣故。

進行伸展操的最初目的，也可以說是為了釋放出肌肉承受的負面情緒。**做伸展操可以消化過往的負面情緒或記憶，能使身體和心靈都變得輕快。**

優點7

改善性格

如同身體的僵硬有著代表的意義，身體的姿勢也一樣有含意。**身體的姿勢可以反映出一個人的性格。**

例如：駝背的人屬於自我保護意識強烈的人，雖然悲觀卻很有主見。腰部前傾的人屬於傲慢之人，左右邊肩膀的高度有明顯落差的人為好惡分明之人，頸部歪斜的人則有多疑的傾向。

一個人的姿勢會與其性格、行為互相影響。例如：當一個人要做出某件事情的決斷時，必定會挺直頸部。當頸部呈現歪一邊的狀態時，就無法進行事物的判斷、決斷。人在煩惱的時候，會自然把頸部往一邊傾。另外，當生氣或是焦躁不安時，呼吸都會變淺，但相反地，一邊進行深呼吸，就無法發怒或是感到焦躁。

也就是說，身體與心靈是一體的。**從身體的歪斜可以看得出心理的偏差，反之，心理的偏差則會造成身體的歪斜。**

疑心某人的話，頸椎就會歪斜；憎恨某人的話，胸椎就會歪斜；對於某人感到氣憤時，腰椎就會歪斜。因為這樣，所以**只要還懷抱著「厭惡」、「憎恨」、「氣憤」的情感，歪斜的脊椎便無法挺直。**

但是我們可以也反過來利用這些現象，來改善性格或是思考模式。

利用伸展操矯正胸椎的歪斜之後，憎恨某人的那份心情就會得到平息。矯正腰椎的歪斜之後，怒氣會消失，心靈也會沉靜穩定下來。

成為自己想成為的自己！性格改造伸展操

性格、情感與身體的姿勢或柔軟度有著密切的關聯。只要利用伸展操來整復身體，就有可能改變性格！來為各位介紹幾個伸展操，讓各位成為自己想成為的自己。

讓意志變堅強的 腹部伸展操

肚臍下方的部位稱為「下丹田」，是個充滿能量的地方。這個伸展操應用了氣功的指導，藉由使下丹田變得柔軟，讓身體的氣更容易聚集，培養出冷靜沉穩與堅強意志。剛開始做的時候，如果膝蓋或腰部懸空也沒關係。伸展操同時具有拉提下垂的腸胃或肋骨的效果，所以也能消除凸起的腹部。

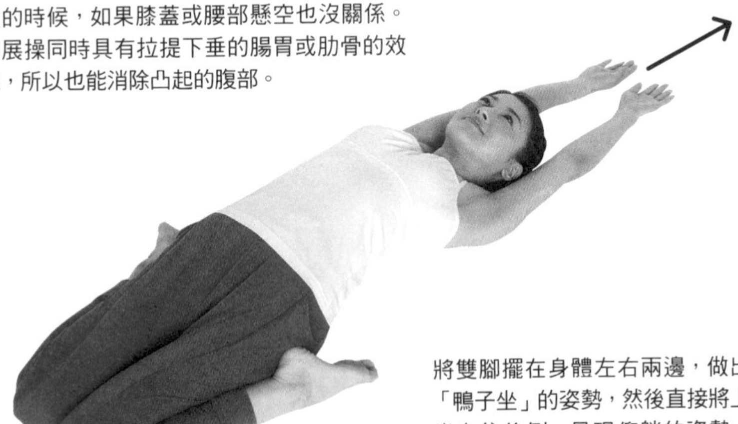

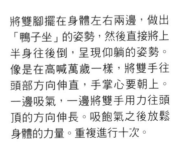

將雙腳擺在身體左右兩邊，做出「鴨子坐」的姿勢，然後直接將上半身往後倒，呈現仰躺的姿勢。像是在高喊萬歲一樣，將雙手往頭部方向伸直，手掌心要朝上。一邊吸氣，一邊將雙手用力往頭頂的方向伸長。吸飽氣之後放鬆身體的力量。重複進行十次。

讓你變得積極正向的**胸部伸展操**

把雙手雙腳往兩旁大大張開，擺出「五角星」的姿勢。五角星是一種具有驅邪避凶力量的形狀，不讓壞東西接近。一邊做出用力拉開胸部的姿勢，人類就無法感到低落。藉著展開身體來甩掉負面的心情，就會自然地湧現正面積極的能量或是幹勁。

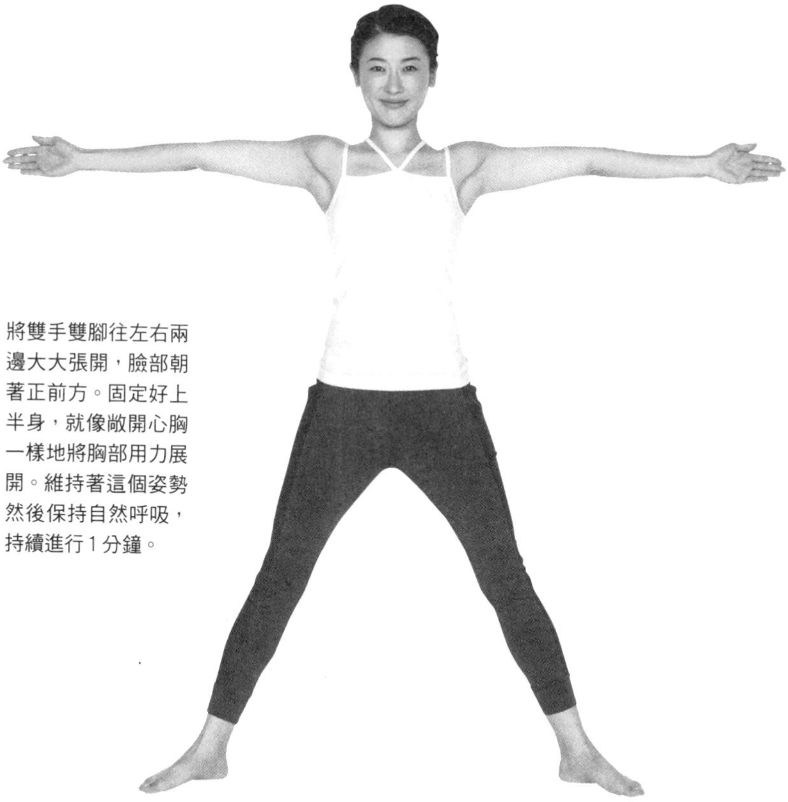

將雙手雙腳往左右兩邊大大張開，臉部朝著正前方。固定好上半身，就像敞開心胸一樣地將胸部用力展開。維持著這個姿勢然後保持自然呼吸，持續進行1分鐘。

改掉急躁性格的**肩膀伸展操**

容易發怒的人，肩膀大概都是處於用力的狀態。藉由做伸展操來放鬆用力的肩膀，使上半身得以變輕鬆。具有將積壓在胸部附近的氣息向下帶，使心情平靜下來的效果，也可以使頭昏腦脹的腦部冷靜下來，讓腦袋變清晰！

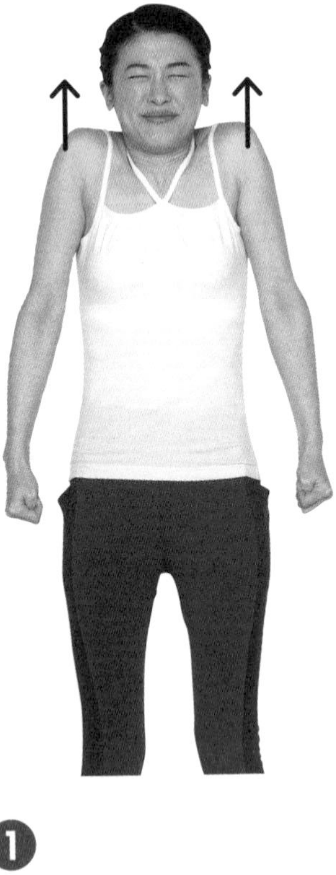

❶

用全力將肩膀往上提

採取站姿，雙腳張開與肩同寬，將大拇指握進拳頭裡。一邊吸氣，一邊用盡全力將兩邊肩膀往上提。

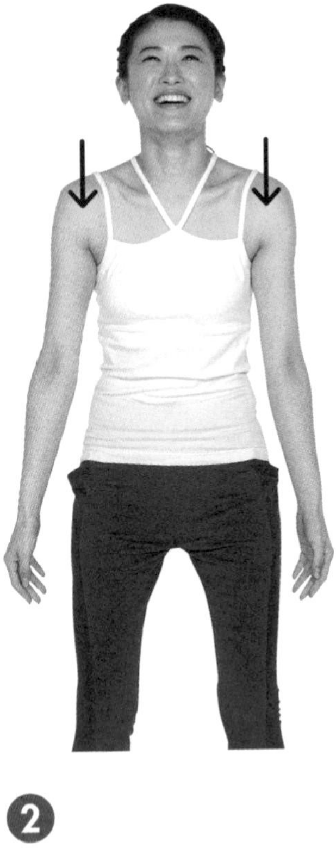

❷

一口氣放開身體的力量

一邊吐氣，一口氣解除全身的力量，讓身體放鬆下來。
重複進行五～十次的動作❶～❷。

PART

4

整復脊椎與腦袋的日常生活

日常生活中如果充斥著會對脊椎、腦部造成負面影響的事物，那麼就算要利用伸展操矯正脊椎，也一樣毫無意義。生活中有些妙招可以保護脊椎與腦部的健康，使失智症等疾病不找上身，知道了這些妙招之後，就從今天開始做起吧。

更年期的性慾轉化成食慾，而飲食過量

只要改掉飲食過量，更年期障礙就不會那麼難熬

停經前後的時期稱為更年期，這個時期所出現的頭昏腦脹、熱潮紅、焦躁不安、情緒不穩、失眠、畏寒等等的不適症狀，都稱為更年期障礙。**就整復的角度來看，更年期障礙就是骨盆的彈性狀態變差。**

骨盆會以一定的節奏進行開合。藉由骨盆的自行開合，就可以調整骨骼、方便排泄不必要的老舊廢物，將身體調整至健康的狀態。也就是說，具有柔軟度又能維持開闔節奏，就是健康又良好的骨盆。

但是**進入更年期之後，骨盆的彈性會開始衰退，收縮的能力變差。**一旦骨盆的收縮能力變差，女性就會減少性慾，食慾取而代之變得越來越旺盛，因此女性在進入更年期之後才會容易增胖。

骨盆的柔軟度變差，即代表身體處於不易被排泄老舊廢物的狀態之中。照這樣下去而且飲食又過量的話，**多餘的熱量便無法排出，結果就會囤積在體內，這也是造成身心不適或煩擾的原因之一。**

因此，進入更年期之後就應該要減少進食量。**實際上，只要改掉過量的飲食方式，更年期障礙的各種不適症狀都會消失，身體的狀況確實會變得更好。**

飲食過量會造成胃部負擔，導致胃下垂。下垂的胃會拉扯到脊椎，脊椎歪斜之後則會導致腦部的運作變差。另外，還會引起慢性的肩膀痠痛、頸部疼痛等等。

或許，也會使更年期障礙的情況更加惡化。

想要熬過更年期，重點就在於要減少進食量，不可繼續如同以往的飲食方式。然後還有很重要的一點，就是要進行伸展操，恢復骨盆的彈性。

飲食為命之所繫，我們應時時抱持著感謝的心意

經常有教室的學員或其他人問我「應該要怎麼吃才會讓身體更健康呢？」。能讓身體變健康的飲食訣竅當然存在，不過在這之前，我希望各位先重新檢視「飲食」這個行為。

所謂飲食，就是聯繫性命的行為。我們每天視為理所當然而吃下肚的食物，其實也都跟人類一樣同為生物。稻米、小麥、蔬菜等植物，或是雞、豬、魚、牛等動物的生命，我們皆以食物的形式享用了這些生命。

我希望各位都能時時記住這一點。而且，只要這麼一想，**就可以滿足於自己真正只需要的食物，也能夠避免飲食過量。**

如果什麼都不想，只是像在替汽車補給汽油一樣，單純地以「用飲食來補充營養」的心情來進食的話，那麼就會變得不珍惜植物、魚類、動物們的生命。但如果是懷著「我們是享用著其他生物的珍貴性命」、「所謂的飲食，就是連繫生命的行為」的感謝心意來進食的話，那麼那些作為食物而逝去的生命就會有不凡的意義，並能夠成為我們的力量。

我們人類是犧牲了許多其他生物的生命，才形成了這副身軀。我的身體，是接收了植物、魚類、動物的生命之後所形成的生命能量複合體，有這麼多的生命都在為我的生存加油吆喝……只要時常保有這樣的意識，應該就會自然減少暴飲暴食的情況，也會減少食用來路不明的食物。

改善神經官能症、頭痛、腸胃等不適的「16小時酵素斷食法」

推薦從半夜至隔天中午前不進食的「輕斷食」

那麼我們就來談談具體的飲食方式。我自己本身已經實踐二十年以上的飲食方式就是「16小時酵素斷食法」。

做法非常簡單，只要遵守以下三項重點即可。

①早餐要吃成熟的生鮮水果，補充酵素及水分。

②午餐吃以碳水化合物為主食的單品。

③晚餐可以吃自己喜歡的食物，但是要在晚上八點之前進食。

提到「斷食」，便會給人一種非常克己、禁慾的印象，應該會覺得「對於意志力薄弱的我來說根本辦不到啦！」、「不能吃東西很難受吧」。但如果是晚餐過後到隔天午餐之間，一律不碰水果（酵素）以外的食物，這樣的斷食法會不會讓你覺得難度較低呢？

我們會以汗液、尿液或糞便的形式，將身體裡多餘的老舊廢物排出體外。而在我們的腦內也同樣會進行清理的動作，主要都是在睡眠中利用腦脊髓液來清理掉不需要的老舊蛋白質。

為了**「將老舊廢物排出體外」，酵素發揮了非常重要的作用。**不過，當胃部裡殘有食物時，這段時間內的酵素主要都得用於消化。**只有在胃部空無一物的狀態下，酵素才能開始用於排泄老舊廢物或是進行新陳代謝。**

上午四點～中午十二點（正午）是排泄的時間，中午十二點～晚上八點為營養補給與消化的時間，晚上八點～早上四點則為吸收與代謝的時間。我們的身體內有著這樣一個循環，「16小時酵素斷食法」即是利用了這個人體循環。如果在身體已經切換成排泄模式之後還繼續進食的話，便會對於努力將老舊廢物排出體外的酵素提出消化食物的額外要求。**如果中午之前都將胃部維持在空無一物的狀態，那麼酵素就能夠專心進行老舊廢物的排泄工作，不需要的東西便會漸漸排出體外。而腦部也會進行一番大掃除，就能夠讓運作發揮到最大限度。**

順帶一提，因為水果中含有豐富的酵素，所以早餐吃水果是沒問題的！有句話說「早晨的水果是黃金」，而我認為**早餐吃的水果就是天然的營養增補劑**。也會有人擔心「水果的糖分很多，這樣不會變胖嗎？」，但如果是早上食用的話，水果中含有的果糖並不會造成肥胖。

中午只要吃個飯糰之類的輕食，這麼一來就不會感到睏倦，腦部也可以清楚明確地運作。因此推薦各位試試這個方式。

晚上吃自己喜歡的食物，但體重卻還是下降！

不管是肉也好魚也好，晚上都可以吃自己喜歡的東西，用餐時盡量有意識地攝取富含酵素的食物會更好。例如：**比起食用煮熟的蔬菜，我會更建議吃生菜；比起煮魚或烤魚，則更建議各位吃生魚片。**

實踐「16小時酵素斷食法」之後就可減輕體重，成功減重十公斤、二十公斤的人也不在少數。能夠做到這樣，正是因為使酵素集中使用於老舊廢物的排泄。另外，我**也時常聽到有人說「倦怠無力感不見了，感覺身體的狀況變好了」、「早上起床時變得神清氣爽」、「肩頸痠痛、頭痛都不見了」**。因為進行「16小時酵素斷食法」之後，就可以使腸胃在晚餐至午餐之間的這16個小時內好好休息，所以也能改善腸胃虛弱的問題。

味噌湯、漬物等酵素食物的力量

「味噌湯是湯品界的整體師」、「酸梅是血液的淨化藥」

酵素是蛋白質的一種，可以消化食物、分解多餘的脂肪等等，在人體內發揮了重要的作用。酵素雖然是一種能在體內形成的物質，但如果能夠靠食物來補充的話，就能夠提升體內酵素的作用。

富含酵素的食物有味噌、醬油、納豆、泡菜、米糠醃菜、日式漬物等等的發酵食品。最近，以麵包為主食的人似乎變多了，也有越來越多的家庭不喝味噌湯。但是味噌湯幾乎能被譽為**「湯品界的整復師」，能夠調整體質，讓身體充滿活力。**

進行「16小時酵素斷食法」時，建議各位也可以在早餐時喝不含料的味噌湯。**如果在中午之前肚子空無一物時，來一碗不含料的味噌湯，就可以溫暖子宮與腸胃，也能調整自律神經的運作。另外，還可以抑制腸道內壞菌的繁殖、支援肝臟的運作，並且增加免疫力。**

此外，**酸梅具有超群的殺菌作用與整腸作用，是能夠清除血液中毒素的「血液淨化藥」**。同樣推薦各位利用酸梅來預防及改善四十歲過後出現逐漸浮現的生活習慣病。

酸梅帶來的健康效果，如：促進食慾、疲勞恢復、殺菌等等，大多數的效果都在於酸味的源頭——檸檬酸。檸檬酸可中和酸化的濃濁血液，使血液變得清澈，具有改善血質的效果。**就當作是為了能讓品質好的血液輸送至腦部，養成每天一顆酸梅的習慣會是一件好事喔。**

於睡眠間矯正脊椎的方法

只要無法進入熟睡，就算全力以赴做伸展操，一樣白費工夫。

「矯正脊椎的最佳名醫為熟睡」，進行脊椎的保養、維護的時段，其實都是在深夜裡。**能將白天做伸展操的效果發揮到最大程度的時機，就是在睡眠中。**此外，淨化血液、產生免疫物質、修復腦部或身體，這些作用的進行時間也都是在睡眠狀態中。

所以，如果無法進入熟睡，或是就寢時間已是深更半夜等等，在這些睡眠不足的狀態之下，不管再怎麼努力做伸展操，也一樣沒有意義。

建議仰睡在稍硬的床鋪上

睡覺的時間是骨盆最放鬆的時刻。骨盆放鬆之後，關節之間的空隙就會變寬，肌肉也會放鬆下來。在**全身放鬆的狀態下翻身，就可以自然地修正歪斜的骨骼**。

這是因為人類會藉由睡眠，自然地進行身體的整復。

青春期的孩子在睡覺時會頻頻翻身，就是因為要**藉由翻身來矯正身體的歪斜**。

但是，如果骨骼歪斜的情況嚴重到身體無法自由翻身，或是骨盆鬆弛過頭而導致身體翻來覆去，或是「就算睡了一覺也消除不了疲憊」，那就代表睡眠環境出現問題。為了能夠擁有良好的睡眠品質，我們必須要從多方面的角度來重新檢視睡眠環境。

首先，**仰躺是最好的睡覺姿勢**。以仰躺的姿勢睡覺，便可藉著自己身體的重量，使脊椎得到按摩的效果。

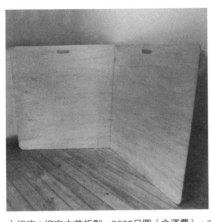

◀這是我每天晚上睡的木板床。常常有人問我「睡這個不會冷嗎？」，但我覺得這張床卻意外的溫暖。

▼枕頭也是木製的。枕頭的曲線微微貼合頸部，睡起來很舒服。

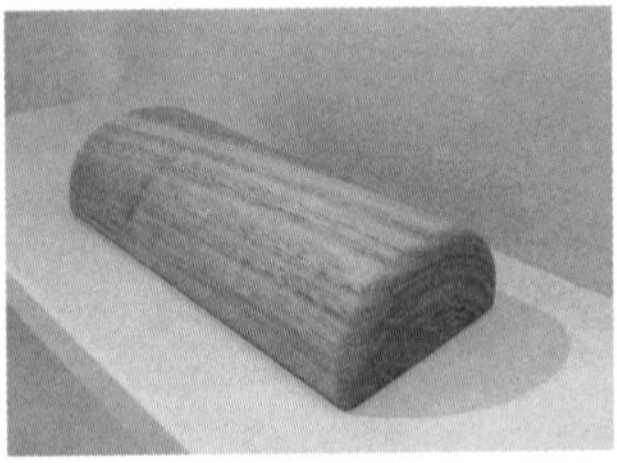

木板床：柳安木芯板製。9500日圓（含運費）。木枕：桐木S /3800日圓、 M / 4000日圓、L /4100日圓(運費皆另計)。皆以OSMO COLOR （無公害塗料）上漆。IORI space，0536-65-0736， http://iori.ocnk.net/

如果是側躺的睡姿，無論如何脊椎都還是會歪斜，無法使脊椎維持住良好的形狀。此外，**柔軟的床鋪或床褥都會讓脊椎過於下沉，所以並不建議各位使用。**順帶一提，我非常愛用木製的床墊與枕頭（上圖）。

有些人應該已經很習慣用側躺的姿勢來睡覺吧。**人類會施加壓力在身體疲累的那側。例如：肝臟疲勞的話，就會將身體的右側壓在下方，若是胃部疲累，則會將身體的左側壓在下方。**另外，有些人則是因為腰痛或膝蓋疼痛，而無法採取仰躺的姿勢。

如果是這樣的情況，那麼用側躺的姿勢睡覺也沒關係。只是，若是其中一隻腳經常被壓著，骨骼就會歪斜，造成雙腿長度不一而形成長短腿。**建議側睡的人可以用繩子綁住雙腿，如此一來便可以預防出現長短腿的情況。**

從睡覺的姿勢也可以看出身體的狀況。例如：把雙手交叉枕在頭下，或是喜歡睡高枕頭的人屬於腦部疲勞一族；呈現大字睡姿的人則是因為吃得過多，所以不把肋骨拉開的話，身體便無法得到休息。

我希望各位將睡眠時間維持在六個小時以上，並且要在半夜十二點以前躺在床上。為了要消化與吸收吃下肚的食物，所以內臟要使用非常多的能量，而能夠消除內臟疲累的方式就是睡眠。在瑜珈的世界中，認為「每吃一餐就要睡三個小時」。也就是說，每日三餐的人實際上必須要擁有九個小時的睡眠時間來使身體得到休息。

最簡單也最有效的骨盆整復方式是「半身浴」

輕微的歪斜靠著半身浴即可矯正！

在一天之中，骨盆時而打開，時而緊閉。骨盆最緊縮的時段是在早上，中午過後會開始慢慢放鬆，到了晚上睡覺時則是最鬆弛的狀態。但是，因骨盆歪斜而無法順利進行開關的人，即使到了半夜也依舊無法放鬆骨盆，所以才會無法好好睡上一覺。

對於骨盆未充分放鬆、或是難以放鬆的人，我想要推薦給他們的整復方式就是半身浴。

將身體泡入溫暖的熱水之後，骨盆就會放鬆下來。**骨盆若是沒有傾斜得太過嚴重，那麼單憑半身浴亦有可能矯正骨盆的歪斜。**

低體溫就容易變胖！

近來，因飲食生活、經常穿輕薄衣物等等的影響，低體溫的女性越來越多。理想的體溫為36．5℃以上，如果體溫低於這個溫度，老舊廢物的排泄能力與燃燒脂肪的能力都會變差。也就是說，**一旦體溫過低，多餘的物質或脂肪就容易囤積在體內，所以才會容易變胖**。

此外，若是**「測出來的體溫高於36．5℃，不過腳趾頭卻很冰冷」，這一類的人也要多加注意**。腋下測得的溫度與腳部的溫度相差懸殊的人，代表身體為「血液都集中到腦部，而下半身變得冰冷」的狀態。就氣功的角度來看，也認為體溫過低、腳尖冰冷的人會氣息停滯不順而導致身體狀況失調。

「血液都集中到腦部，而下半身變得冰冷」這個症狀，與失眠並列為更年期障礙的代表症狀。**只要利用半身浴讓身體從裡到外都變得暖和，頭部與腳部的溫度就不會出現落差，而且全身放鬆之後就能夠直接入睡，也能一併消除失眠等等的煩惱。對於其他像是腰痛、頸部痠痛、神經痛、肌膚黯淡粗糙、生理問題、活化酵素等等，也都具有效果。**

傍晚至晚上是進行半身浴的最佳時機

半身浴是一種建議在晚上睡覺前進行的泡澡法。如果是在骨盆處於緊閉狀態的上午進行半身浴，就會讓骨盆放鬆下來，導致集中力與運動能力下降，所以要注意一下泡澡的時間。

順帶一提，如果只是「嘩啦」一聲跳進熱水裡，然後過沒多久就結束泡澡，就像是在洗戰鬥澡一樣，這樣子是無法使身體內部變得溫暖。而且泡完澡之後著涼，反而會使身體畏寒。年過四十之後，建議採用浸泡於微熱洗澡水裡的半身浴。

古久澤式脊椎整復泡澡法

泡澡時間要
超過20分鐘

在骨盆變鬆弛的
夜晚裡泡澡

溫度恰好
適合泡澡的
溫熱水

泡澡水的
高度只能到
心窩處

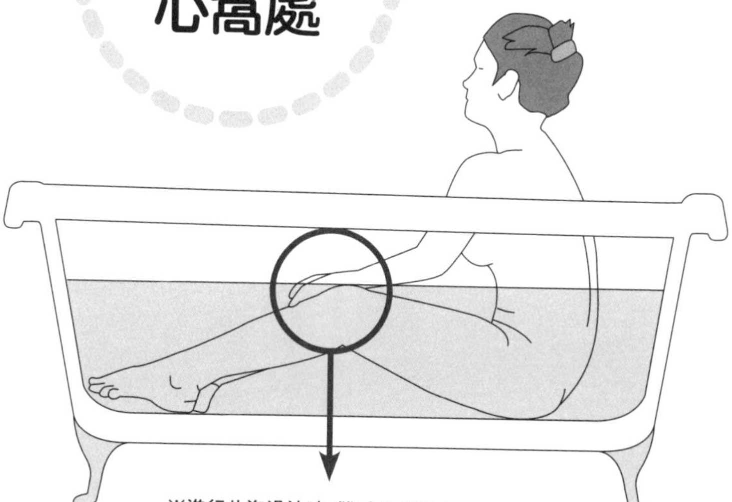

※進行此泡澡法時，雙手須離開水面。
請不要讓雙手像這樣置於水中。

利用熱毛巾活化腦部、整復身體

想要利用雙手來舒緩放鬆脊椎或骨盆，光靠自己是不可能辦到的。不過，只要使用熱毛巾，不論是誰都能夠在家輕鬆進行脊椎的整復治療。**將熱毛巾敷在感覺不適的部分所對應到的點，會比直接敷在患部更能發揮出功效。**

〈準備熱毛巾〉

①準備約44～45℃的熱水，水溫感覺稍微燙手，不過很舒服。

②將洗臉毛巾浸泡在步驟①之中，然後擰乾。

③毛巾變涼之後，再將毛巾浸泡於步驟①的熱水中，擰乾後使用。

※由於使用微波爐加熱會造成水質改變，因此禁止使用微波爐。

熱敷頸部

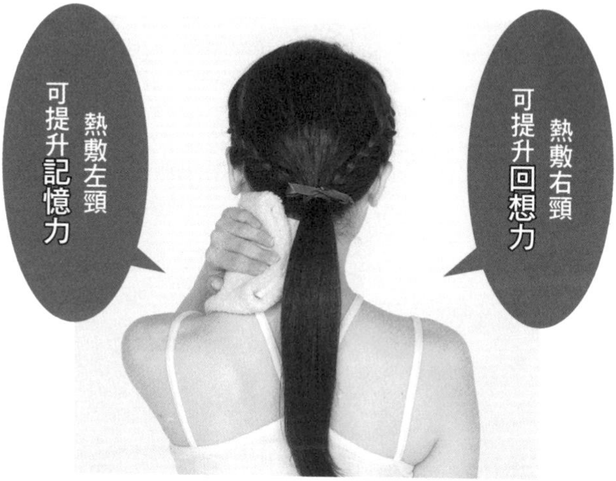

例如：想要讓腦袋變得更靈光時，我們身為整復師的人會將僵硬的頸部徹底放鬆。**只要用熱毛巾敷在靠近頭部的頸部，就能夠加速通往腦部的血流，傳遞訊息的速度也會更快更穩。**

另外，**回想起記憶中之事的能力與頸部右側相關，而記住新事物的能力則是與頸部左側有關聯。**如果是「最近好像特別健忘耶」，那就要將熱敷的重點擺在頸部右側，而因為工作等事情「得記住新的事情才行」時，則要將熱敷的重點擺在頸部左側，這麼一來，應該就會有很不錯的效果。

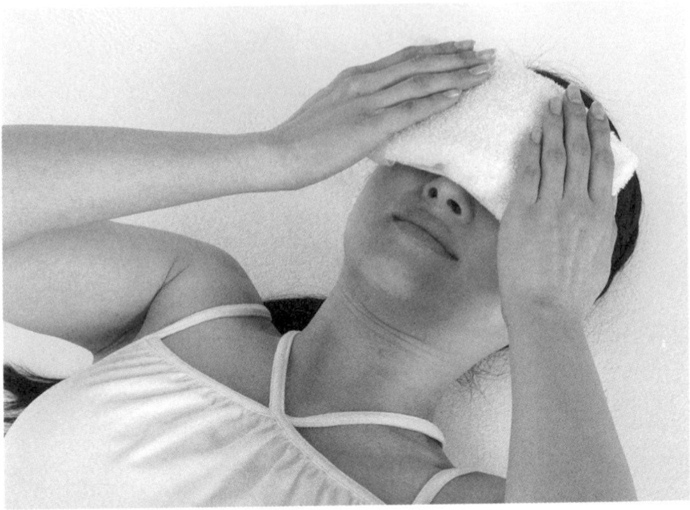

眼睛是腦的一部分！熱敷雙眼

當我們在「看東西」的時候，眼睛與腦部的運作是一體的。從醫學的角度來看，也同樣認為眼睛與腦部有著密切的關聯，是由某一部分的腦發展而來的。因此，**眼睛的疲累才會與腦部的疲累有直接的關聯性**。

另外，因長時間使用電腦或智慧型手機等等而用眼過度的話，就會造成骨盆緊閉，使骨盆的動作變得遲鈍僵硬。因此，身體的血液與水分的循環變差，容易引起腰痛或是腳部水腫。

覺得「長時間使用電腦工作，眼睛好累啊」或是「大概是因為上了年紀的緣故，最近眼睛很容易就累了」時，就馬上來試試敷熱毛巾吧。方法很簡單，**只要將眼睛閉上，將熱毛巾敷在眼皮上五分鐘即可**。

熱敷可提升體液與血液的循環，**不僅可以消除眼部的疲勞，也能一併消除眼皮與臉部的浮腫，恢復清爽的顏面。除此之外，熱毛巾的溫度亦可滲入身體之中，因此可舒緩腦部或全身的緊張感**。想要緩口氣的話，熱敷眼部就是最好的方式。

由於熱毛巾的蒸氣會替黏膜帶來水分，因此也能解決乾眼症的問題。

位於臉部的脊椎！熱敷鼻子

鼻子的形狀與人體的骨骼非常相似。鼻翼的部分是骨盆，而鼻樑對應到的部分是脊椎。其實相似的地方不僅是形狀而已，幾乎可以說「鼻子是位於臉部的脊椎」，兩者之間的關係匪淺。

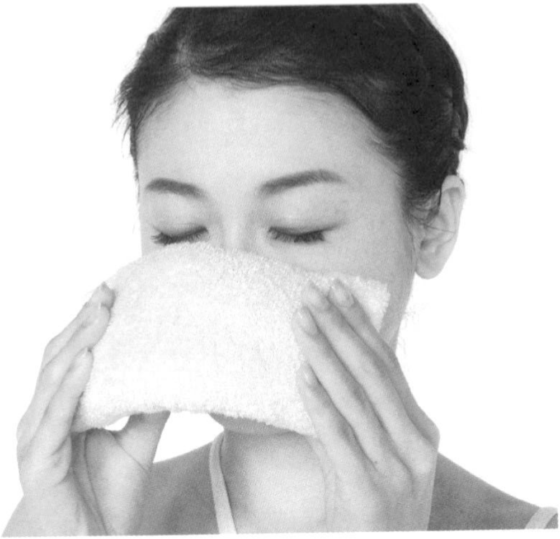

鼻子歪斜的人，就代表他的脊椎也是歪斜的。

因為「鼻子是位於臉部的脊椎」，所以**用毛巾熱敷鼻子，就等同於是在熱敷脊椎，因此能夠促進脊椎周圍的血液循環。**

身心的疲憊容易囤積在脊椎與肩胛骨，再加上平常生活中少有機會活動到這兩個部分，因此大多數人的脊椎與肩胛骨周圍的肌肉都會變得緊繃僵硬。但是由於自律神經是由脊椎往外延伸，所以一旦脊椎與肩胛骨周圍變僵硬，自律神經的平衡就會被打亂，使內臟器官的運作變差，精神狀況也會變得不好。

藉由使用毛巾熱敷鼻子，提升脊椎周圍的血液循環之後，就能夠使自律神經的傳導變得順暢。

另外，「鼻翼是位於臉部的骨盆」。**用毛巾好好地熱敷鼻翼的話，就能夠讓骨盆的開合變得更加流暢。**

另外，用毛巾熱敷鼻子還可平息更年期障礙的代表症狀——熱潮紅、精神焦躁、食慾異常等等的問題。對於生理期延遲、想要提早結束生理期等等的生理方面的問題，同樣也具有效果。

此外，像是有氣喘、咳嗽不止的情況時，也推薦使用毛巾熱敷鼻子。

矯正脊椎的坐姿

只要坐的姿勢正確，就可達到矯正脊椎的效果，而坐姿的重點，就在於保持骨盆的直立。不倚靠椅背與扶手，膝蓋要彎曲呈90度，雙腳的腳掌貼於地面。**「只要再稍微往前探看的話，就會站起來」的姿勢是最好的坐姿**。有意識地將頭頂朝著正上方，將直立起的骨盆朝正下方。

當鬆開身體的力量，坐到沙發的那一刻，身體會覺得變輕鬆了。但是不是過沒多久就會開始坐立不安，不停地變換姿勢呢？會這樣正是因為身體處於不穩定的狀態。如果是採取正確的坐姿就會感到舒適無比，甚至讓人「真想一直這麼坐著」。

基本的坐姿

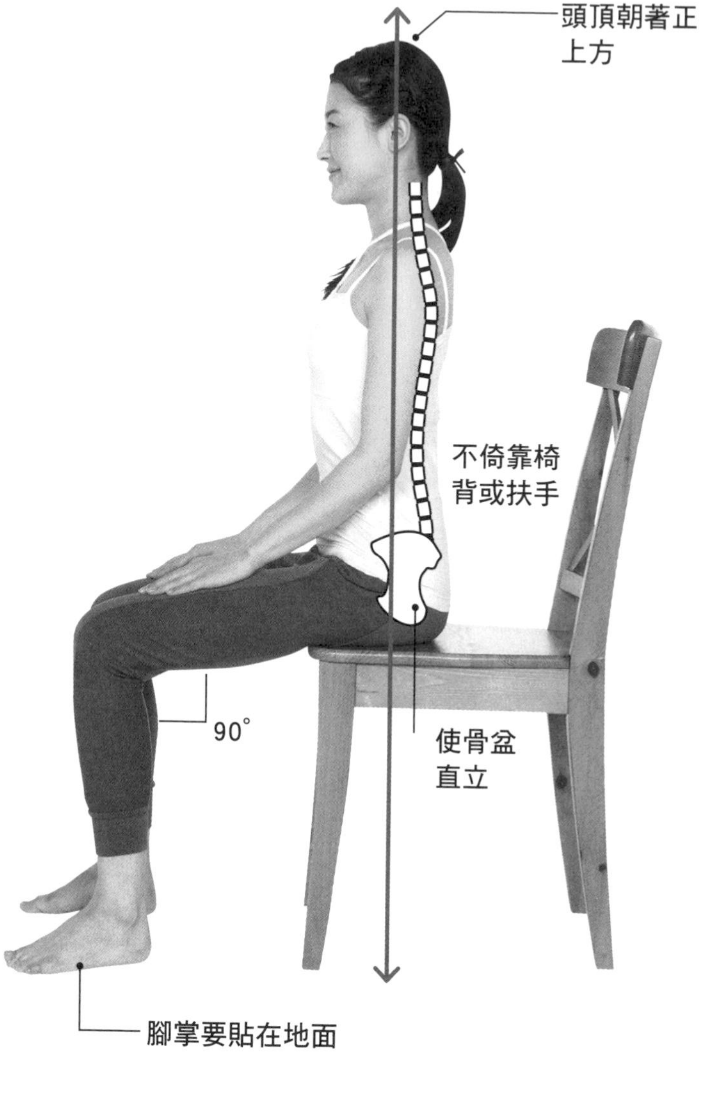
頭頂朝著正上方
不倚靠椅背或扶手
90°
使骨盆直立
腳掌要貼在地面

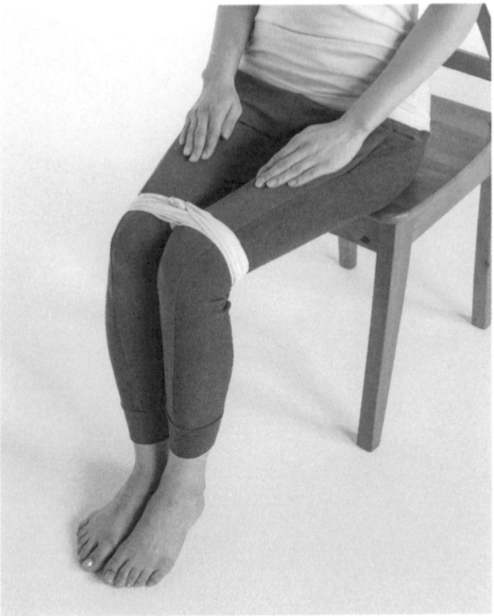

用繩子綁住的話，正確的坐姿就不會跑掉。如果是想利用伸展操來訓練內收肌的肌力，那就不需要使用繩子。

長時間坐著時，就把膝蓋綁起來

只要確實地集中意識，不論是誰都能將髖關節牢牢地貼在椅子上，並直立起骨盆，以正確的姿勢坐好。但我想，應該有很多人因處理文書作業等原因而要長時間坐著，結果不知不覺中就失去了正確的姿勢。

如同我在第115頁中曾說明過，**這是因為內收肌的力量減弱所導致的。**

「長時間坐著，姿勢就會跑掉」、「覺得腰部疼痛」時，請試試看用繩子綁住雙邊的膝蓋（請參考照片）。**綁住雙邊的膝蓋之後，就能夠保持骨盆穩定，以正確姿勢繼續坐著。因此，不會再感到腰部或背部的疼痛，不論要持續坐幾個小時都不是問題。**

只要使用正確的姿勢坐好，從脊椎傳送至腦部的訊息傳遞會變得更流暢，而且也能夠進行深呼吸。所以不管是學習還是工作的效率，絕對都能夠有所提升。

用來綑綁膝蓋的繩子不管是什麼材質都可以。用過的舊領帶等等的繩帶很容易打結，而且材質也柔軟，用來綑綁膝蓋應該會很方便。

長時間搭乘飛機、新幹線等交通工具時，請務必要試試看。即使在狹小的空間內長時間持續地坐著，也不會感到腰痠背痛，可以輕鬆地度過這段乘坐時間。

較短的那隻腳要翹在上面

眼睛是一雙、耳朵是一對、手臂是一雙、腳也是一雙……，仔細一看就可以發現人體的構成是左右對稱的。不過，左右邊器官的大小一致、長短一致、位置相同或在正確的對稱位置上，這樣的人大概不存在這世上。

想當然耳，雙腿的長度也會左右邊不一樣。然而就我的指導經驗來看，**只要看看哪一隻腳比較長，就能夠看得出身體的「習性」哪裡不一樣了。**這裡要介紹一些關於長短腿的內容，僅供各位參考。

〈左腳較長的人〉

腸胃、肝臟、腎臟、婦科疾病、口腔容易出毛病，多畏寒、易生白髮、沉默寡言、肌膚乾燥、過於神經質而一絲不苟、多纖細身材

〈右腳較長的人〉

心臟、支氣管、容易造成異位性皮膚炎或花粉症等等的過敏、多怕熱、容易掉髮或禿頭、聒噪、粗枝大葉而容易缺乏警覺、多圓潤身材

長短腿的情況要是變嚴重的話，身體就會出現令人不愉快的習性或症狀。由於較長的那隻腳翹在上面會比較輕鬆，所以在翹二郎腿時就會經常以同一個姿勢來翹腳。所以，骨盆的傾斜情況變得更嚴重，長短腿的落差變得更大，造成脊椎的歪斜。

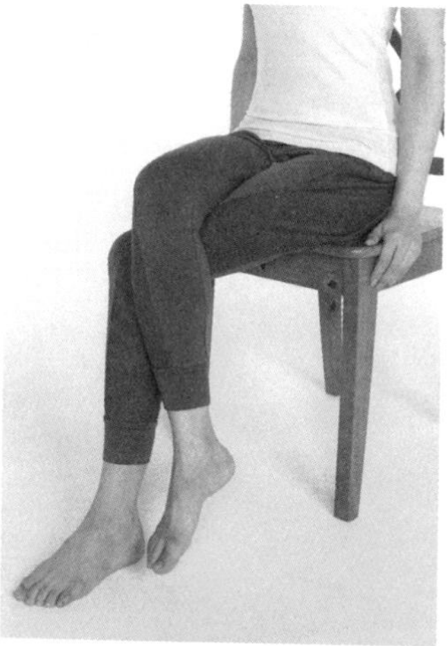

把平時少翹的那隻腳翹在上面時，會感覺到不舒服自在，但就是這樣才能修正長度不一的雙腿。

但是，其實矯正這樣長短腿的方法卻意外簡單，只要把比較短的那隻腿翹在上面即可，這樣子做就能夠矯正傾斜的骨盆，改善左右腿長短不一的情況。剛開始做的時候也許會覺得有些不舒服，但還是請各位要將平時少翹腳的那隻腳翹在上面。

反過來做平時的「習性」

如同「當坐著翹腳時，總是會將同一隻腳翹在上面」，對於每個人來說，都會有各自習慣採用的姿勢，或是使用身體時的習性。

例如：上樓梯時會先踏出哪隻腳，脫鞋時會先脫掉哪隻鞋，穿衣服時會先套入哪隻手臂。在狹窄的道路上與人擦肩而過時的側身方向、別人呼喊自己的名字時轉頭的方向等等，左右邊身體絕對會分成「比較容易活動的一邊」與「比較不容易活動的一邊」。

如果沒有意識到這點的話，我們在日常生活當中，就只會使用到身體「比較容易活動的一邊」而已。但一再重複這樣不經意的動作，**會使身體的歪斜情況變得更嚴重，並使這樣的情況**

固定下來。

當成是一個可以舒緩歪斜的機會，從今天開始盡可能地試著使用「比較不容易活動的一邊」的腿或手臂吧！

不只身體使用方式上的習性，個人的偏好也同樣會引起疾病、問題。

請從今天開始記錄為期一週的飲食日記，記錄下每天吃過的食物。如此一來，應該就可以看出自己喜歡哪些食物，所以大量攝取；相反地，不碰哪些食物，便知道自己對於食物的偏好。知道了自己對食物的偏好之後，就要減少至今為止大量攝取的食物，並且補足鮮少攝取、攝取不足的食物。

有許多人的案例只是像這樣稍微修正每天的飲食狀況而已，結果長久以來的慢性擾人症狀——頭痛、胃弱的問題消失不見，便祕或面皰的問題也都解決了。

利用單邊鼻孔呼吸法來活化腦部

其實，左右兩邊的鼻孔在使用上並不是完全一致的。雙邊鼻孔會左右交替來進行主要的作用，或者有些人左邊鼻孔較容易呼吸，有些人則相反。

試試看，用手指輪流壓住左右邊的鼻翼，然後試著呼吸。左邊鼻孔比較容易呼吸的人，代表身體有容易畏寒的傾向；右邊鼻孔比較容易呼吸的人，則具有比較容易感到興奮的傾向。

在瑜珈的世界裡，認為**由鼻子進行的呼吸會直接影響到腦部**。左邊這一頁所介紹的內容，是以瑜珈為基礎、可使左右兩邊的鼻孔平均進行呼吸的腦部活化呼吸法。只要重複進行數次之後，混沌不清的腦袋也能清醒過來。

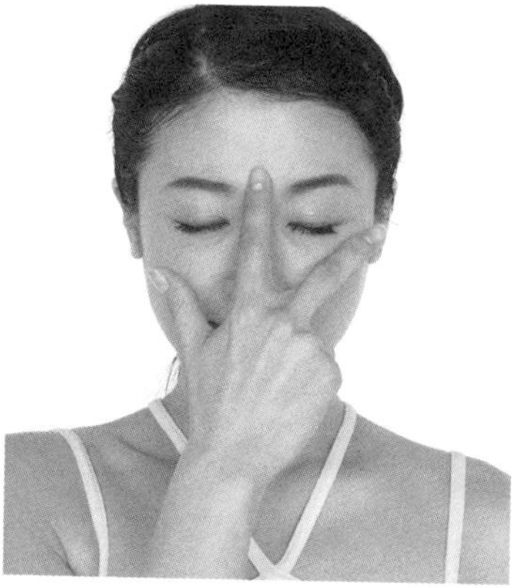

將食指抵在眉間做準備

用右手食指底在眉間。大拇趾、中指自然地打開，閉上雙眼。

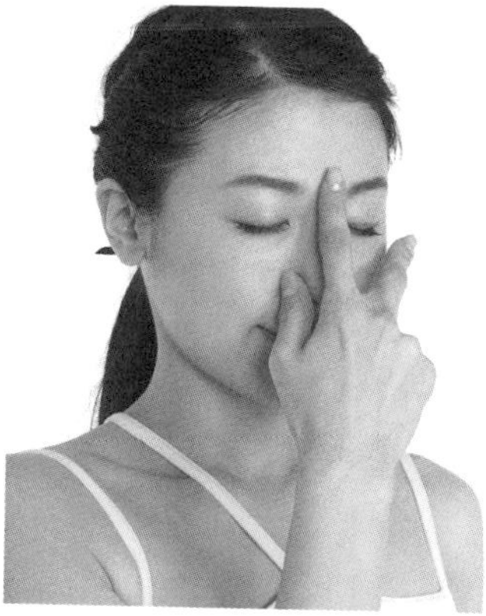

❶

食指抵在眉間，然後直接用大拇趾壓住鼻翼，將鼻孔堵住。用左邊的鼻孔慢慢吸氣。然後再直接用中指壓住左邊的鼻孔，暫時停止呼吸。

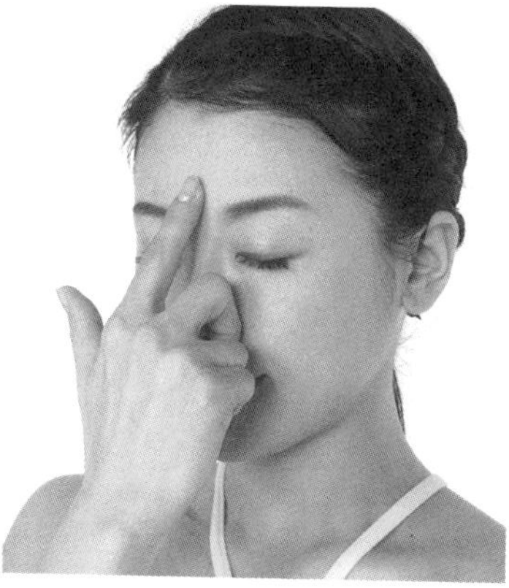

❷

拿開壓住右邊鼻翼的大拇趾，用右邊的鼻孔慢慢地吐氣。然後直接用右邊的鼻翼慢慢吸氣，再用大拇趾壓住右邊的鼻孔，暫時停止呼吸。拿開中指之後，用左邊的鼻孔吐氣。重複十次動作❶～❷。

利用嗅覺鍛鍊腦部

對於感官敏銳的人，我們會說「那傢伙的鼻子真靈（那人的感覺真敏銳）」，而對於奇怪可疑的人，我們則會以「那傢伙的氣味不對勁（那人很可疑）」來表現。這樣的表現方式沒什麼道理，呈現出的是作為生物的直覺。也就是說，這樣的**嗅覺是與腦部的本質所在之處有所連繫**。

左右邊的鼻孔分別擁有不同的性質，右邊鼻孔負責「輸出」，左邊鼻孔負責「輸入」，兩邊的性質正好相反。也就是說，較常使用右邊鼻孔的人，具有幹勁與行動力。而較常使用左邊鼻孔的人，則是具有個性冷靜，擅長接收資訊等等的傾向。

當然，還有非常重要的一點，就是在使用鼻子的時候，也要跟身體其他部分一樣盡量保持左右邊的平衡。

我們整復師認為，**一個人會生病，就代表那人只使用單邊的鼻子在呼吸**。有腰痛、膝痛等等的慢性疼痛，或是疾病纏身之人，左右邊鼻子的呼吸狀態肯定不平衡。另外，內心有煩惱的人也是一樣。

鼻子的狀態變差的話，就會讓腦袋也跟著不靈光。仔細地聞一下每天吃飯時的食物味道，好好地將嗅覺用於品味季節的花香等等，就能夠帶給腦部更多的刺激。體驗芳香療法等等，帶給腦部的影響應該也會很不錯。使用治療鼻炎的藥物之後雖然能夠暫時解除鼻水或鼻塞的問題，但是鼻子這項嗅味道的功能就會變差，也會讓腦袋跟著不靈光，所以使用鼻炎藥時要多加注意。

身體畏寒也會造成脊椎歪斜

長期運動不足、夏天時冷氣吹過頭、衣著太薄、飲食的影響等等，不論男性或女性都有越來越多人的身體畏寒。

一旦身體畏寒，受到最大影響的部位就是腎臟。當腎臟變得寒冷時，脊椎就會歪斜，而脊椎歪斜的人，代表腎臟的作用變弱——腎臟與脊椎便是存在著這樣的關係。

如果是二、三十歲時精力充沛的歲數，就算一時之間身體變得畏寒，也會因為自身還能不停地製造出能量，所以不太會發生慢性化的體寒。

不過，等到了年過四旬，身體的新陳代謝變差之後便不再如此。這時就必須要留心注意，盡可能地遠離會使身體畏寒的要因。

冰冷的飲料會使腸胃變得寒涼，而造成腸胃功能變弱。要養成喝熱飲或是喝常溫飲料的習慣。就算是夏天，也不要把開水或茶放進冰箱裡，而是要保持室溫。像是冰淇淋或是刨冰等等的涼性食物，當然也都要盡量控制。

此外，**砂糖也會造成身體畏寒，所以要注意別吃太多甜食**。

即使是盛夏時節，也禁止裸著腳直接穿涼鞋，就算是夏天也要穿襪子。

不過，並不建議晚上睡著之後還繼續穿著襪子。因為**腳底或是手掌心，是身體用來排泄多餘物質的地方。睡覺時如果想要穿襪子的話，那麼建議各位使用不影響排泄的絹絲材質**。

活化腦部的舌頭伸展操

當腦袋變得混沌不清，怎麼樣也無法變靈活運作時，這時要推薦各位做舌頭伸展操。**活動舌頭的舌下神經為腦神經的一部份，也就是說，經常活動舌頭就能夠進行直接的腦部整復操。**

而且，就整復的觀點而言，嘴巴周圍與女性生殖系統有關聯性，所以舌部伸展操也能夠用來預防婦科疾病。

在早上刷牙前先進行舌部伸展操的話，腦袋就可倏然清醒，精神爽朗地按下一天的開關。

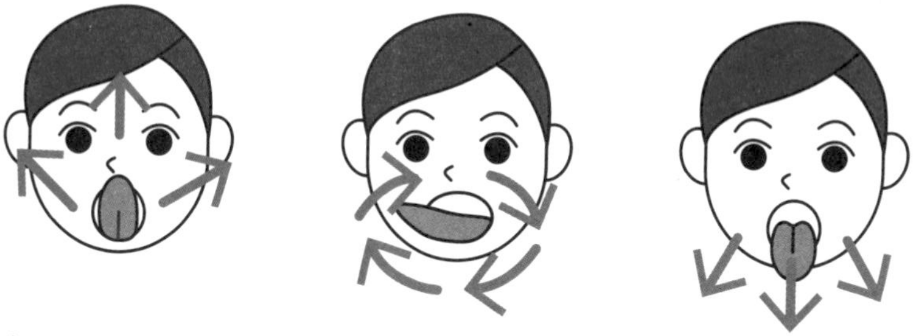

❶張大嘴巴，朝正下方、左下方、右下方伸出舌頭。

❷舌頭大幅度地依順時鐘、逆時鐘的方向轉動。

❸朝正下方、右上方、左上方伸出舌頭。重複進行八次動作❶～❸。

另外，在活動舌頭時若能張大嘴巴，也可以當成是做臉部周圍肌肉的伸展操，就能夠打造出自然又美麗的笑容。用來做出臉上表情的顏面肌肉的種類有58種之多，只要進行舌頭伸展操，就能夠均勻地刺激全部的顏面肌肉。

當然，這樣做**也會加強嘴巴的閉合，所以可以改善用嘴巴呼吸的習性，強化第160頁中所說的活化腦部的鼻子呼吸法**。

嘴巴微微張開，是腦部老化的訊息，所以習慣張著嘴巴的人、傾向於使用嘴巴呼吸的人，請務必要養成每日做舌頭伸展操的習慣。

預防發呆失神的小腿肚伸展操

有句話說「老化是從腳部開始」，但其實「脊椎的老化也是從腳部開始」。如同在第157頁曾經敘述過的一樣，**左右腿的長度不同就會造成骨盆傾斜，而在骨盆上方的脊椎自然也會歪斜。想要維持年輕的脊椎與腦部，雙腳可說是一個重要的部位。**

而且，**特別是在預防腦部老化這方面，引人目光的就是小腿肚。**

看一看發呆失神的人，就會發現他們的小腿瘦得跟木棍一樣，無一例外。人類的小腿肚與心臟同樣都肩負著重大的職責，就像是個幫浦一樣，負責將血液送往全身上下。因**減肥瘦身而造成小腿肚的肌肉衰弱的話，小腿肚就無法將足夠的血液運送至腦部，導致腦部營養不足而無法充分運作。**

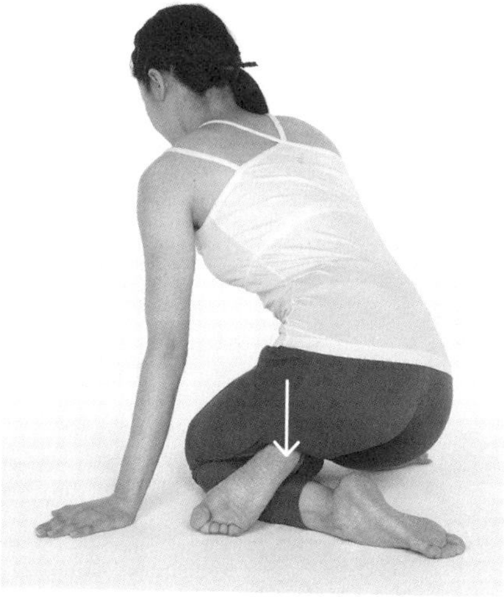

用臀部輕壓

從跪坐的姿勢變成身體稍微向前傾的姿勢，雙手撐在地板上。把右腳背放在左腳的小腿肚上。然後臀部坐在上面，施加重量至覺得舒服的程度。維持三十秒。慢慢地向後挪動到要刺激的部位。挪到阿基里斯腱之後，再換另一腳進行同樣的動作。

當感覺到小腿肚的肌肉衰退，或是覺得腦袋變得遲鈍時，除了要做基本的脊椎整復伸展操之外，還要開始養成伸展小腿肚的習慣。

上面介紹的伸展操都是能夠一邊進行，一邊看電視或泡澡的簡單動作，這些動作也能夠消除一整天下來的腳部疲累或浮腫。

腦部的縮影！轉動腳的大拇趾

在整復的世界中，認為腳的大拇趾根部與頸椎相連在一起。因此，**大幅度轉動腳的大拇趾的話，就可以讓頸椎放鬆，也會稍微舒緩肩頸的痠痛。而且能改善頸椎周圍的血流，所以通往腦部的血流狀況也會變好。**

另外，利用位於腳底的反射區來整復身體的「足部反射按摩」，則是認為**腳的大拇趾直接對應到腦部**。所以只要揉一揉腳的大拇趾，就可達到活化整體腦部的效果。

在東方醫學中，認為有經絡（氣、血、水的通道）沿著大拇趾通過腳踝、膝蓋窩，然後到達髖關節。因此**只要刺激大拇趾，就可以改善髖關節的動作，走起路來也會更流暢，也能預防因**

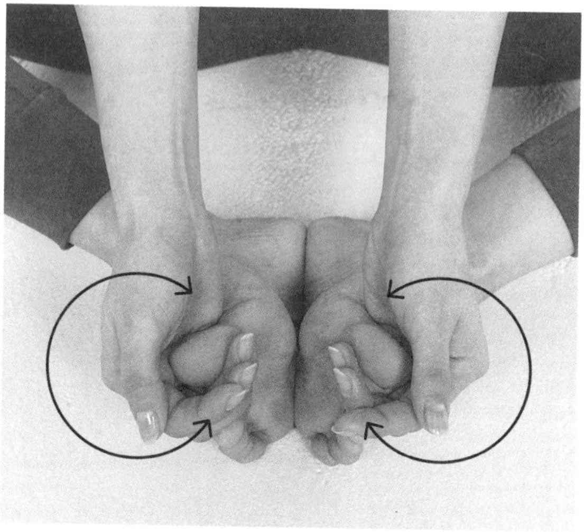

將兩隻腳的大拇趾往內、外旋轉

盤腿而坐，分別用手抓著左右邊的大拇趾，分別往內、往外繞圈八次，盡可能地繞大圈。

久臥在床或失智症而造成的跌倒。

另外，腳的大拇趾還有如同煞車一般的作用，而小拇趾則像是油門。**上了年紀之後變得容易摔倒，都是因為大拇趾衰弱，煞車不靈的緣故。**藉由轉動腳的大拇趾，就可以讓腳部的煞車變靈，所以也能有效預防跌倒。

內臟器官的狀態會顯現在臉上!?

我們曾在第150頁中說過鼻子是脊椎的縮影，而人類的臉部則是清楚地呈現出身體與心靈的狀態。

例如：左右邊鼻翼高度不一致即代表骨盆歪斜。

上嘴唇顯現胃部的健康狀態，下嘴唇則顯示腸道的健康狀態。嘴唇若是變得乾燥、脫皮，那就是腸胃出現問題的訊號。上嘴唇若是腫了起來，代表胃部狀態變差，若是下嘴唇腫起，則是代表腸道狀態不佳。

到了冬天，應該有許多人只是稍微張開嘴巴，結果嘴角卻裂開了，因口角炎而困擾不已。會反覆出現口角炎的人，就代表腎臟出現問題，而兩邊嘴角高度不一樣的人，則是骨盆歪斜。

另外，口腔內因存在著強效殺菌力的唾液，因此口腔內部很濕潤，而且是個原本非常乾淨衛生的地方。但在如此乾淨的口腔內卻出現了黏膜發炎的口腔潰瘍，這就意味著全身的抵抗力已經變弱。此外，當出現口腔潰瘍的情況時，子宮的狀況也同樣不理想。

像這時候就必須得忍耐疼痛，而且不能進食，因為要進行食物的消化與吸收，就需要許多的能量。所以當身體狀況變差時，最好的辦法就是少吃一些，或者乾脆少吃一餐，如此一來體內的能量就能用於修復身體，及早康復。

PART
5

使脊椎變輕盈的平常心的祕訣

壓力或負面情緒會囤積在肌肉裡，使肌肉變得緊繃。而緊繃的肌肉會牽扯脊椎，造成脊椎歪斜。我們將來介紹一些祕訣，能夠助益脊椎的健康，且讓自己盡可能過著沒有壓力而且正面積極的生活。

腦海裡「喃喃自語的洩氣話」會讓脊椎歪斜

「啊～好累呀」、「我不行了啦」、「怎麼做都提不起勁」、「一切都了無趣味」。如同我之前曾經說過，這樣**負面的思考方式或話語，都會囤積在肌肉裡，是造成脊椎歪斜的原因。**

各位有聽過「言靈」這個詞嗎？「言靈」即為「靈魂寓於話語之中」之意，日本自遠古以來，就認為「說出的話會應驗」。

而我認為，言靈的應驗不僅限於口頭說出的話，浮現在腦海裡的話也同樣會應驗。

因為會在意周遭的目光，所以若非是在自己相當信任的對象面前，大人們是不會說出「太苦了」、「不想幹了」、「真討厭」、「讓人厭惡」等等的話。所以這些不想讓人聽見的負面話語，就會以「喃喃自語」的形式靜靜地浮現在腦海裡，不讓任何人聽見。

我們曾經在第120頁中提過，負面的情緒會暫存於肌肉之中。同理，**腦海裡浮現的「喃喃自語的洩氣話」也會與負面情緒一同被納進肌肉之中，使得身體變僵硬。**

每天都來做伸展操吧！在負面的情緒被放進體內之前，先讓身心得到放鬆。適度的運動可以預防憂鬱症，這已經得到醫學上的證明。來養成一個習慣，當發生了糟心的事情時，就悠悠地做個伸展操之後再結束那一天的生活吧！

更年期是「在挑骨盆的毛病」

到了更年期，荷爾蒙會出現激烈的變化，自律神經的運作也會受到干擾。這個時期裡所出現的身體與心理上的症狀便統稱為「更年期障礙」。

有些人希望能有辦法解決這些難受的症狀，所以會上婦產科或內科求診拿藥。但是，更年期障礙並不是生病。

更年期障礙，是伴隨骨盆的老化而出現的症狀。

骨盆的構造原本就能時而打開、時而緊閉，或是上下、前後活動。但是一旦骨盆老化，失去了開闔的節奏之後，便會出現「突然冒汗」、「臉部潮紅」、「焦躁不安」等等的症狀。

這些一口氣傾巢而出的不適症狀，可以說就像是在挑出骨盆的毛病一樣。證據就是更年期並不會永無止境地持續下去。雖然這些症狀一時之間讓人很難受，但只要將囤積在體內或心裡的不必要東西一掃而空，在往後的日子裡，內心與身體就能變得舒暢。

身為女性，停經前後的這段時期便稱為更年期。也就是說，**更年期即是身體從「為了生育的身體」轉換成「為自己而活的身體」的時期。**

為了達成產子這個目的，女性的骨盆自初經來潮直至月經停止的這數十年間，都在被動地重複開關的動作。但是，一旦迎接了停經的到來，**骨盆開關的動作就會變小，也就不需再浪費那麼多的身體能量，骨盆也會更容易保持穩定。**

停經之後會由內而外透出光輝

更年期之後，骨盆動作幅度會比以往來得小，收合的狀況也會變得比以往差。但是，「實際上危機就是最佳的時機」！**更年期，就是最適合用來轉換身體與頭腦使用方式的時期。**

如同前一頁的內容所說的一樣，迎來停經，**就代表骨盆從「生育繁殖」這項工作中解放。也就是說，往後的人生便能「隨心所欲過著自己想要的日子」，解放骨盆可說是獲得了通往嶄新人生的護照。**

每個月一次的生理期來訪時，骨盆都會大幅度打開，以進行子宮內部的清掃。而更年期障礙的症狀就是在進行大掃除，是為了將每月清掃時尚未清除的那些囤積於身體與內心的壞東西或老舊血液排出體外。為了獲得穩定的骨盆以及乾淨的血液，這項大掃除是必要且重要的儀式。

當月經停止時，骨盆的動作也會同時變穩定。當骨盆穩定了，便會由內而外嶄露出二、三十歲時未顯露的光芒。

但若想在更年期結束之後持續嶄露光芒，那麼就必須要轉換方針。

不論您是女性還是男性，都請在進入更年期之後將生活方式改變成節能模式。不再使用二、三十歲時的飲食方式，採用16小時酵素斷食法（第132頁）吧。然後，利用伸展操保持骨盆的柔軟度，使身體原本擁有的機能復甦吧。

可藉「調養骨盆」來建立平常心

比起年輕時，更年期之後的骨盆開合能力變得較差，多餘的熱量及老舊廢物也變得較難排泄出體外。因此，**一旦飲食過量就會造成多餘的熱量囤積在體內，加深不安、悲傷、憤怒、忌妒等內心的煩惱或傷痛**。我之所以一再重複「更年期之後要注意別飲食過量」，正是這個原因。

要推薦各位於更年期至停經後的這段時間做的伸展操，即是左頁內容介紹的保持骨盆柔軟度的伸展操。**不僅骨盆的動作能變得流暢，提高排泄能力，還能夠培養出積極的態度**。

骨盆彈力UP伸展操

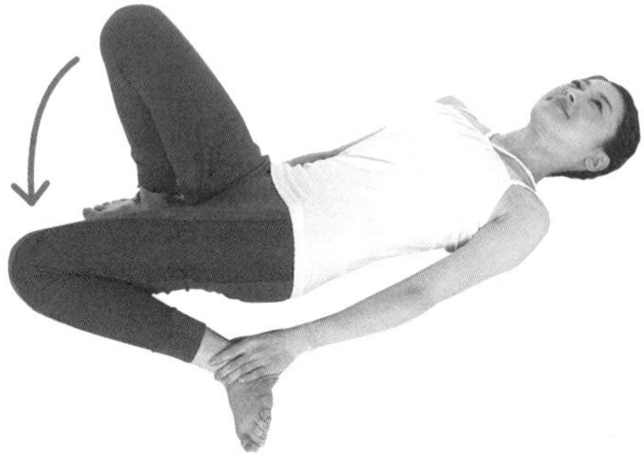

❶
輪流放倒左右邊膝蓋
隨意躺下，呈仰躺之姿。膝蓋打彎，雙腳張開與腰同寬。用雙手抓住兩邊的腳踝，將某一邊的膝蓋往內側倒下，讓膝蓋貼在地面上。兩邊膝蓋輪流進行此動作，左右邊各做十次。

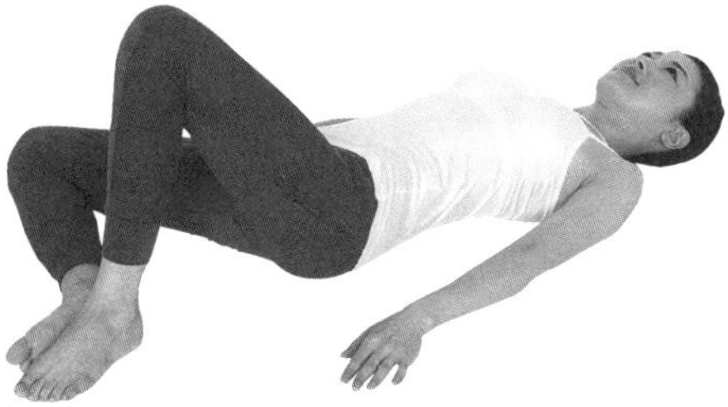

❷
合併雙腳的腳掌
膝蓋打彎，呈仰躺之姿，將某一邊的腳往外側倒下。然後直接將兩腳的腳掌合在一起。雙手自然伸直，手掌貼在地面上。

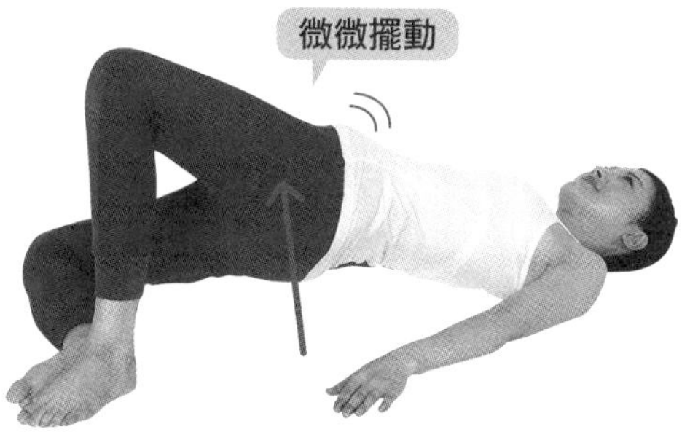

❸
抬高腰部
維持動作❷的姿勢，緩緩地將腰部往斜上方抬高。抬到最高處之後微微振動十次。另一邊的腳也進行同樣的動作。

藉由消除肌肉的僵硬緊繃，也能讓心變得輕快

嬰兒的身軀軟呼呼的，非常柔軟。另一方面，四十歲過後不論男性或女性，幾乎所有人的身體都變得硬梆梆。

人類的身體據說有多達六百塊以上的肌肉。然而，令人痛苦的事情、回憶、情緒等等，一切皆會被封存於肌肉之中。**身體為了不讓這些負面的情緒等流露出來，會使肌肉變得僵硬**，所以一般而言，**人的年紀越大，身體就越僵硬。**

如果藉由整復治療，倏然地消除身體的所有僵硬感，那麼負面的回憶或情緒或許就會一口氣顯現出來，造成內心的恐慌。

就這樣的意義而言，**利用伸展操慢慢緩解肌肉，便是非常明智的作法**，能使負面的情緒一點一滴釋放出來。在我的伸展操教室裡，也有一些像是較為敏感的人，有時他們做了伸展操之後會流下淚水，但這並不需要擔心。

由於利用伸展操能夠一點一滴拋開這些負面的情緒，同時亦能舒緩僵硬的肌肉、使肌肉變得柔軟，所以就能一掃陰霾的情緒，讓內心變得輕盈。

舒緩僵硬的脊椎與身軀，消除內心的隔閡使內心變輕快；療癒過往之事，溫暖內心——伸展操便是具備了這些效果。

大海與山林是自然界的整復師

上了年紀之後便會被大自然所吸引，這真的挺不可思議的。當然，有些人就算上了年紀，也還是「最喜歡熱鬧的都會」。不過，像是開始留心起公園或路旁盛開的花朵之美，或是那些年輕時只是覺得「漂亮」的櫻花或楓葉之美卻「深深烙印在心上」，是不是有越來越多的人有這樣的感覺呢？

在大自然裡，存在著能治癒我們內心與身體的絕佳力量。

我非常喜歡大海，所以經常前往海邊。**大海，是個能夠散發體內熱量的地方**，因此不論是誰，年輕的時候都會非常喜歡海水浴。然而，大多數的人上了年紀之後，卻漸漸地遠離了大海。這或許是因為隨著年齡的增長，自己體內的熱量也越來越少的緣故。

另一方面，進入中老年之後，越來越多的人將爬山當成是興趣。**山林，是能夠補充不足能量的地方**。中老年之後會開始爬山，或許就是因為在不知不覺之中覺得「我想要從山林獲得能量」。

「工作好累」、「不停地忙著家事、照顧家人，已經讓我筋疲力竭了」。當感受到這樣的情緒時，就試著前往山林，應該會有不錯的效果。藉由漫步在森林裡感受森林浴，沐浴在滿滿的負離子之下，身體與心靈都能夠煥然一新。森林裡具有與伸展操同樣的效果，像是緩解壓力荷爾蒙、放鬆緊張的交感神經等等的效果。

結語

身為人類，真正嶄露光芒的時期就在更年期過後

一提到「更年期」，大多數的人都有著負面的印象。

若為女性，則是意味著月經不再到來，所以有時會覺得「已經結束了身為女性的人生」而感到落寞。

不過，就像我前面提過的一樣，**一個人所擁有的光輝，是在更年期之後才會開始展現。**雖說如此，既然這個時期有發光發亮的人，那麼相反地事實上也有瞬間老化之人。會有這樣的差異，究竟是為何呢？

原因就在於生活方式。

人在過了四十歲之後，**如果用來生活的方式無法接受更年期這段身心變動的時期，那麼不管是外觀還是腦袋，都會漸漸地衰退。**

相反地，如同本書介紹的內容一樣，利用伸展操來整復脊椎、活化腦部，利用16小時酵素斷食法來避免飲食過量，就可預防生活習慣病。因此不僅是外觀，就連心境也都能夠保持年輕。

人生的巔峰是在身心皆已充實的六旬之後

如果更年期時可獲得真正的光輝——那麼各位認為人生的巔峰是何時呢？

「年輕有活力的二十多歲是人生的巔峰。在那之後應該就會一路往下降」，是不是有許多人都抱持著類似如此的想法呢？

其實，**人生的巔峰是在身心都已充實的六旬之後**。

一、二十歲時，不管是誰都能憑著衝勁來過生活。雖然缺乏人生經驗，知識與理解能力也都不夠充足，但因為擁有過多的能量，不管碰上任何事都會強行度過，因此總有辦法面對一切。換句話說，這樣的狀態就是身體一直往前衝，但精神方面卻完全追趕不上。那些一想起就會讓人面紅耳赤的重大失敗，大多數都是在這個時期之內造成的吧。

另一方面，一旦過了四十歲，身體裡的能量便不似年輕時那麼多。不過，在累積了各式各樣的經驗之後，就會比年輕時獲得更多不同的知識；與更多的人接觸，見識過了世面之後，也會從這過程中得到相應的智慧。而且，這個年紀也能瞭解到與人交際的微妙之處。這時候，人就會獲得了由內至外的光輝。

而到了五十歲之後，就能夠過著更加放鬆身心力氣的生活。正是累積這些能力、知識與經驗之後，六十歲之後才能夠迎接人類生命的巔峰。

能否享受好不容易迎來的人生巔峰，**關鍵就在於這之前的數十年間「是否有好好地維護保養身體」**。

因為年過四十之後，身體就會顯示出年過三旬的這十年間過得如何，五十歲之後則會顯示四十歲之後的這十年間的生活狀態，而過六十歲之後便是顯示出五十歲以後的這十年間的生活。

所以不管是身體、內心還是腦袋，都必須要保持在活力滿滿的狀態，如果不這麼做的話，好不容易迎來的人生巔峰就會在治療疾病或是渾渾噩噩的精神狀態之中渡過。各位不覺得這是一件非常可惜的事嗎？

「我不喜歡運動，所以到現在為止都沒做過任何運動……」這樣的人也無須感到垂頭喪氣，所以無妨。身體的各個部分，都沒有應該被捨棄的部分，就算現在才要開始，也一樣能夠進行脊椎整復伸展操；伸展操所呈現出的效果，也與年齡毫不相干。

不管是誰，不論年紀多大，都一樣有可能整復脊椎。所以腦部都能夠使其運作得到活化。

不論是腦袋還是身體，都會照著自己腦袋所想，變成想像中的樣子。要是想著「四十歲過後就越來越衰退了」，那麼腦袋與身體就會如同心裡所想的一般，走上老化的這一條路。「我要在六十歲之後迎接生命的巔峰」——只要腦海這麼想像著，且持續做伸展操的話，就一定能夠擁有「以年過六旬為巔峰」的生活。

三、四十歲過後，若是感覺到了腦袋退化、身體衰弱，那就請各位立刻切換生活方式。目標六十歲過後的巔峰人生，不要逞強、不過於拼命、改掉過量的飲食生活，並利用伸展操照護我們的身體吧。

只要珍惜並善待我們的身體與腦袋，那麼腦袋與身體就會好好地回應我們。就從四十歲過後的現在開始，若能利用伸展操與我們的身體打好關係，那今後應該就可以過著那些二、三十歲時未曾體會到的真正充實的日子。

最後，我要深深感謝曾經指導我的伊藤昇老師（故人）、諸多的老師們、諸位前輩，讓能我明確地瞭解「身體」，以及得到探索身體的樂趣。

另外，在本書的編輯與發行方面上，也承蒙了編輯部各位的大力關照，不勝感激。也由衷感謝與本書有關的每一位。

古久澤靖夫

TITLE

脊椎伸展　還你清晰腦袋

STAFF

出版	三悅文化圖書事業有限公司
作者	古久澤靖夫
譯者	胡毓華
總編輯	郭湘齡
責任編輯	黃美玉
文字編輯	徐承義、蔣詩綺
美術編輯	陳靜治
排版	靜思個人工作室
製版	大亞彩色印刷製版股份有限公司
印刷	桂林彩色印刷股份有限公司 紘億彩色印刷有限公司
法律顧問	經兆國際法律事務所　黃沛聲律師
戶名	瑞昇文化事業股份有限公司
劃撥帳號	19598343
地址	新北市中和區景平路464巷2弄1-4號
電話	(02)2945-3191
傳真	(02)2945-3190
網址	www.rising-books.com.tw
Mail	deepblue@rising-books.com.tw
初版日期	2017年8月
定價	280元

ORIGINAL JAPANESE EDITION STAFF

装丁／ISSHIKI
本文デザイン・DTP・イラスト／ローヤル企画
撮影／井坂英彰
ヘアメイク／佐藤美香
モデル／大橋規子
校正／藤田玲子
編集協力／植田晴美
編集担当／木村直子
編集デスク／子安啓美（主婦の友社）

國家圖書館出版品預行編目資料

脊椎伸展 還你清晰的腦袋 /
古久澤靖夫作 ; 胡毓華譯. -- 初版.
-- 新北市 : 三悅文化圖書, 2017.08
192面 ; 14.8 X 21　公分
ISBN 978-986-94885-4-9(平裝)

1.健腦法 2.運動健康

411.19　　106012191